# 무릎 관절
## 트레이닝&스트레칭

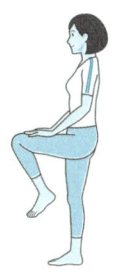

100歳まで自分の力で歩ける「ひざ」のつくり方
All Rights Reserved.
Copyright © Yoshitaka Toda / Toru Toridamari
Original Japanese edition published in 2018 by AlphaPolis Co., Ltd.
Korean Translation Rights arranged with AlphaPolis Co., Ltd.
through Timo Associates Inc., Japan and Shinwon Agency Co. Korea.
Korean edition published in 2020 by Pureunhangbok

이 책의 한국어판 저작권은 신원에이전시를 통해 저작권자와 독점계약을 맺은 푸른행복에 있습니다.
저작권법에 의해 한국 내에서 보호를 받는 저작물이므로 무단전재와 복제를 금합니다.

100세까지 통증 없이 걸을 수 있는
## 무릎 관절 트레이닝&스트레칭

초판인쇄 | 2023년 6월 19일
초판발행 | 2023년 6월 23일

지은이 | 토다 요시타카
옮긴이 | 박재현
펴낸이 | 고명흠
펴낸곳 | 랜딩북스

출판등록 | 2019년 5월 21일 제2019-000050호
주　　소 | 서울시 서대문구 세검정로1길 93, 벽산아파트 상가 A동 304호
전　　화 | (02)356-8402 / FAX (02)356-8404
E-MAIL | landingbooks@daum.net
홈페이지 | www.munyei.com

ISBN 979-11-91895-24-7 (13510)

※ 이 책의 내용을 저작권자의 허락없이 복제, 복사, 인용, 무단전재하는 행위는 법으로 금지되어 있습니다.
※ 잘못된 책은 바꾸어 드리겠습니다.

100세까지 통증 없이 걸을 수 있는

# 무릎 관절
## 트레이닝 & 스트레칭

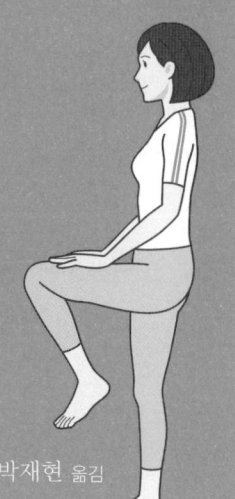

토다 요시타카 지음 | 박재현 옮김

들어가는 글

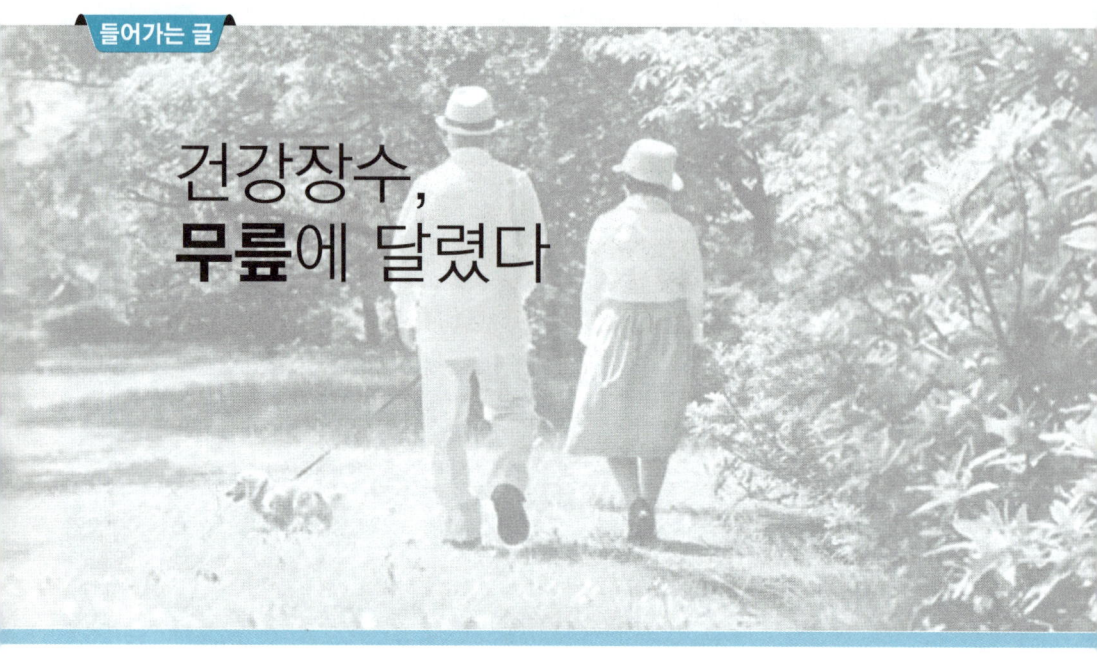

# 건강장수, 무릎에 달렸다

**평균수명 백세시대**

여러분은 100세가 된 자신의 모습을 상상해본 적이 있는가? "그렇게 오래 살다니, 생각해본 적도 없다"고 말하는 사람이 많을 것이다.

그런데 한국인 평균수명은 점차 늘어나, 통계청의 발표에 의하면 2017년에 남성이 79.7세, 여성이 85.7세에 이른다(평균 82.7세).

실제로 100세 이상의 인구는 점차 증가하고 있다.
100세 이상 인구는 2017년 기준 4,793명이었다. 2007년

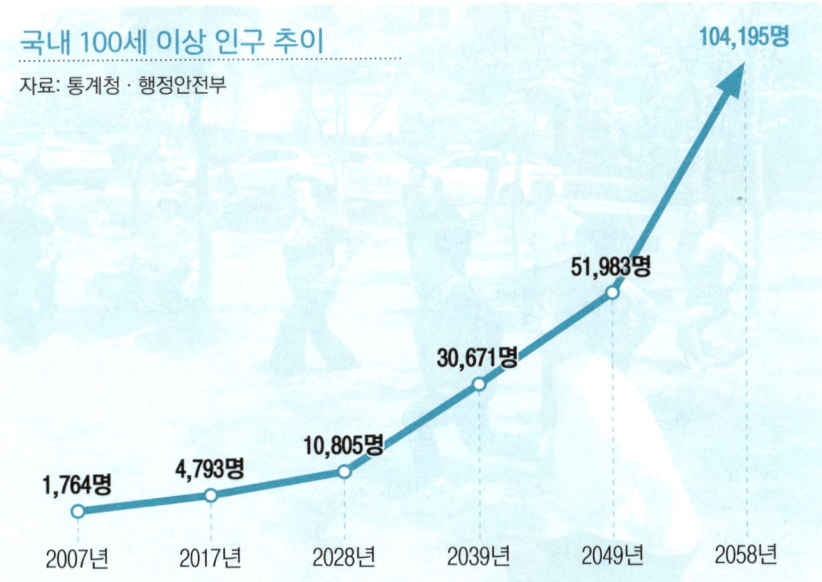

국내 100세 이상 인구 추이
자료: 통계청·행정안전부

1,764명 (2007년)
4,793명 (2017년)
10,805명 (2028년)
30,671명 (2039년)
51,983명 (2049년)
104,195명 (2058년)

통계청 조사에서는 1,764명이었고, 10년 뒤에 1만 명을 돌파하여 2058년에는 10만 명으로 급증할 것으로 전망된다. 의학의 발달로 100세 이상 인구가 증가하는 '호모 헌드레드(Homo Hundred)*' 시대가 본격화되는 것이다.

100세까지 사는 것은 이제 꿈같은 일이 아니다. 누구나 '백세'가 될 수 있는 시대가 되었다.

※ 인류를 뜻하는 호모(homo)와 숫자 100(hundred)을 합한 신조어로, 의학의 발달로 수명이 늘어 많은 사람이 100세까지 살게 된 현상을 뜻한다. 2009년 유엔 '세계인구 고령화' 보고서에 처음으로 쓰였다.

### 자신의 다리로 걸을 수 있는가

그러나 100세까지 모든 사람이 자립해서 살 수 있는 것은 아니다.

의료나 돌봄의 보살핌을 받지 않고 자립해서 생활할 수 있는 햇수를 가리켜 '건강수명(기대수명에서 전체 인구의 평균 질병 및 장애 기간을 제외한 수명)'이라고 한다. 2016년 통계청의 자료에 의하면, 건강수명은 남성이 70.7세, 여성이 75.1세였다(평균 73.0세). 결국 평균수명이 늘었다고 해도 **평균 10년간은 의료의 도움이나 돌봄을 받아야 할 필요가 있는 것이다.**

그렇다고 해도 2018년에 96세가 된 작가 세토우치 자쿠초(瀬戸内寂聴)처럼 여전히 일을 하면서 좋아하는 음식을 즐기며 충실한 나날을 보내는 사람이 있는가 하면, 의료와 돌봄 없이는 화장실도 갈 수 없어 그저 누워서만 지내는 사람도 있는 것이 현실이다.

그 차이는 어디에서 오는 것일까?

**운명을 가르는 큰 요인 중 하나가 '자신의 다리로 걸을 수 있는가'라는 점은 틀림없는 사실이다.** 자신의 다리로 걸을 수 없다면 누군가의 부축을 받아 움직이거나 그저 누워 있을 수밖에 없다. 이 책에서는 정확한 설명을 위하여 다리 전체를 '다리'로, 복사뼈 아래 부분을 '발'로 표현하고 있다.

**자립생활의 가장 큰 적, 무릎통**

그뿐만이 아니다. **자신의 다리로 걸을 수 없게 되면 정신적으로도 큰 상처를 입는다.**

고령자를 대상으로 한 조사에서, '몸이 불편하니 창피해서 집 밖에 나가고 싶지 않다'고 답한 사람의 비율은 집에만 있는 사람(1주에 1회 이하 외출한다)이 자주 외출하는 사람(1주에 2회 이상 외출한다)보다 2.5배나 높았다.

결국 자신의 다리로 걸을 수 없게 되면 돌봄이 필요하게 될 뿐만 아니라 '몸이 불편하여 부끄럽다'는 마음도 싹트게 된다. 그래서 적극적으로 밖에 나가 사람들과 어울리려는 마음도 사라질 뿐더러 기력도 떨어져서 몸과 마음이 점차 약해진다.

실제로 무릎이 좋지 않아 걸을 수 없게 되면서 웃음을 잃고 우울해져 집에만 틀어박혀서 지내는 사람이 많다. 그 결과, 기력도 체력도 잃고 일찌감치 세상을 떠나는 사람도 적지 않다.

자신의 다리로 걸을 수 없게 되면 그만큼 몸과 마음에 타격을 입는다.

야생동물은 다리가 부러지면 사냥을 할 수 없어 먹잇감을 구하지 못하게 되고 결국에는 죽음에 이르는데, **자신의 다리**

로 걸을 수 없게 되면 목숨이 위태로워지는 것은 사람도 마찬가지이다. 그리고 자립생활을 앗아가는 큰 요인으로 '무릎통'을 꼽을 수 있다.

필자는 정형외과 중에서도 무릎통의 원인이 되는 '변형성 무릎관절증'을 전문으로 치료하고 있다. 의사로서의 경험으로 단언하건대, 무릎통이 있다면 100세까지 자신의 다리로 걷는 데에 큰 장애가 된다.

왜냐하면 단순히 통증 때문에 걸을 수 없다는 것뿐만 아니라 변형성 무릎관절증의 진행은 다리 근육이 약해지는 것과도 크게 관계가 있기 때문이다.

### 근육은 매년 1%씩 줄어든다

여러분은 '근육감소증(sarcopenia)'이라는 말을 알고 있는가? 그리스어로 근육을 뜻하는 '사코(sarco)'와 부족, 감소를 뜻하는 '페니아(penia)'가 합쳐진 말이다.

근육이 자연히 쇠약해지는 것을 그대로 방치하면 20세 무렵을 정점으로 1년마다 1%씩 근육이 줄어든다고 한다. 그렇게 아무 대책도 마련하지 않은 채 50년의 세월이 지나 70세가 되면 근육은 여위고 약해져 20세 때의 절반(50%)밖에 남지 않는다.

특히 다리 근육이 약해지면 걷는 속도가 느려질 뿐 아니라 혼자 외출하거나 화장실에 가는 '자립한 생활'을 할 수 없게 된다.

또한 넘어졌을 때 뼈가 쉽게 부러지거나 그로 인해 몸져눕게 되면 최종적으로는 죽음에 이를 위험이 높아진다.

페트병 뚜껑을 혼자 힘으로 열지 못하는 사람이나 횡단보도를 초록 신호가 켜져 있는 동안에 건너지 못하는 사람은 근육감소증을 의심해볼 필요가 있다. 건강수명을 늘리기 위해서라도 자신의 근육이 어떤 상태에 있는지 꼭 의식하도록 하자.

그리고 근육감소증은 무릎통과 크게 관련되어 있다.

중장년층의 걸음걸이에는 다음과 같은 특징이 있다.

- 무릎이 펴지지 않는다.
- 발끝부터 착지한다.
- 보폭이 좁다.

왜 이 같은 걸음걸이가 되는 것일까? 그것은 나이를 먹어 다리 근육이 약해지면 무릎을 펴는 근력이 떨어지기 때문이다. 무릎을 펴는 힘이 약해지면 걸을 때 몸의 균형이 나빠지고 운동능력이 저하된다.

사실 이 걸음걸이가 무릎통과 관계가 있다. 왜냐하면 무릎을 구부린 채로 걸으면 지면에서 오는 힘을 몸 전체로 받을 수 없게 되어 무릎에 충격이 집중되기 때문이다. 51쪽 그림 2-2 참조 그로 인하여 무릎의 반월판이나 연골이 손상을 입게 된다.

### 운동과 식사 습관으로 근육감소증 예방

무릎이 아프면 아무래도 운동을 하지 않게 되는데, 그것이 다리 근력을 더욱 약화시켜 무릎에 부담이 가중된다. 이 같은 악순환에 빠지면 무릎은 더욱 나빠질 뿐이다.

그 결과, 자신의 힘으로 걷는 것을 포기하는 사람도 적지 않다.

어떻게 하면 근육이 약해지는 것을 막고 무릎통을 예방하거나 개선할 수 있을까?

일본인 중 65세 이상 1,000명을 대상으로 한 연구에서는 중년(20~50세)에 운동습관이 있던 사람은 그렇지 않은 사람에 비하여 근육감소증이 생기지 않는다는 결과가 나왔다.

또한 근육감소증을 예방하고 개선하기 위해서는 여러 종류의 음식을 섭취하고 근육의 원료가 되는 단백질을 하루에 최소한 체중 1kg당 1g을 공급해줄 필요가 있다. 체중이 50kg 이라면 단백질 50g(돼지고기 소금구이로 먹을 경우 2장)이 필요하다.

즉, 근육감소증을 예방하기 위해서는 운동뿐만 아니라 식사에도 주의를 기울여야 한다. 패션모델 같은 마른 몸매를 만들기 위해 충분한 식사를 하지 않고 운동도 하지 않아서 근육까지 말라버린 젊은 사람들을 흔히 볼 수 있는데, 그런 생활습관을 이어가면 장차 근육감소증이 될 가능성이 매우 높다.

근육감소증이 되고 싶지 않다면 이른 시기부터 적당히 운동하고 건강한 식사를 섭취하도록 주의를 기울이는 것이 매우 중요하다.

**걷기나 스쿼트로는 무릎을 단련할 수 없다**

나이를 먹었다고 하여 '어차피 무릎통은 낫지 않으니까', '이제는 어쩔 수 없다'며 포기해서는 안 된다. 몇 살이 되었든, 근육은 얼마든지 단련할 수 있기 때문이다.

단지 자기 생각대로 다리 근육을 단련하려고 해도 무릎통을 예방하거나 개선할 수 없다.

다리 근육을 단련하는 운동으로 흔히 떠올리는 것이 스쿼트일 것이다. 분명 스쿼트를 하면 다리 근육을 단련할 수 있다. 그러나 무릎의 상태나 증상에 따라서 어느 다리 근육을 단련해야 하는지가 달라진다.

그뿐만 아니라, **무릎을 구부리고 엉덩이를 지면 가까이 내리는 스쿼트 운동을 하면 무릎통이 있는 사람이나 고령자는 무릎 상태가 더욱 악화된다.**

또한 걷기를 하면 다리 근육을 단련할 수 있다고 믿는 사람이 적지 않다. 그러나 **아무리 걷기를 열심히 해도 무릎을 보호하는 근육은 좀처럼 단련되지 않는다.** 무릎이 아픈 사람이 8,000걸음 넘게 걸으면 오히려 무릎통이 악화될 위험성도 있다.

**무릎통을 예방하거나 개선하여 100세까지 걸을 수 있는 다리를 만들려면, 무작정 스쿼트나 걷기를 한다고 해서 해결되는 것이 아니다.**

그래서 이 책에서는 다리 근육을 단련하는 방법을 '**무릎 트레이닝**'(근력 트레이닝과 스트레칭)이라 이름 붙여 무릎의 상태나 증상별로 자세히 설명하였다.

다음에 설명하는 그림은 무릎 상태나 증상에 따라 해야 할 '**무릎 트레이닝**'을 이해하기 쉽게 정리한 것이다. 이 책에서 소개하는 모든 운동을 매일 실천하기는 어려울 것이다. 따라서 먼저 이 책을 읽고 자신의 무릎 상태나 증상을 확인한 뒤에 자신에게 맞는 운동을 실천하도록 하자.

나아가 이 책에서는 다리 근육을 단련하는 방법뿐 아니라 무릎을 건강하게 지켜주는 식품에 대해서도 설명한다. 이것은 일반 건강서에서는 처음 다루는 내용으로, 필자로서 자부심을 느낀다.

무릎통으로 우리 클리닉을 찾아오는 환자에게 필자가 고안한 '무릎 트레이닝'을 실천하게 한 결과, 무릎통이 개선되어 불편함 없이 걸을 수 있게 된 사람이 많다. 자신의 다리로 걸어서 외출할 수 있다면 다른 사람을 만나는 것이 부끄럽지 않게 되어 웃는 얼굴로 사람들과 어울릴 수 있을 것이다.

인생에서 자신의 다리로 걷는다는 것은 매우 중요한 의미를 가진다.

현재 무릎통으로 어려움을 겪는 사람이나 가족 중 무릎이 아픈 사람은 말할 것도 없고, 아직 무릎이 아프지 않은 사람도 꼭 '무릎 트레이닝'에 도전해보자. 그리고 100세까지 자신의 힘으로 걸을 수 있는 무릎 만들기를 목표로 하자.

# 무릎 관절을 위한 근육 트레이닝 & 스트레칭

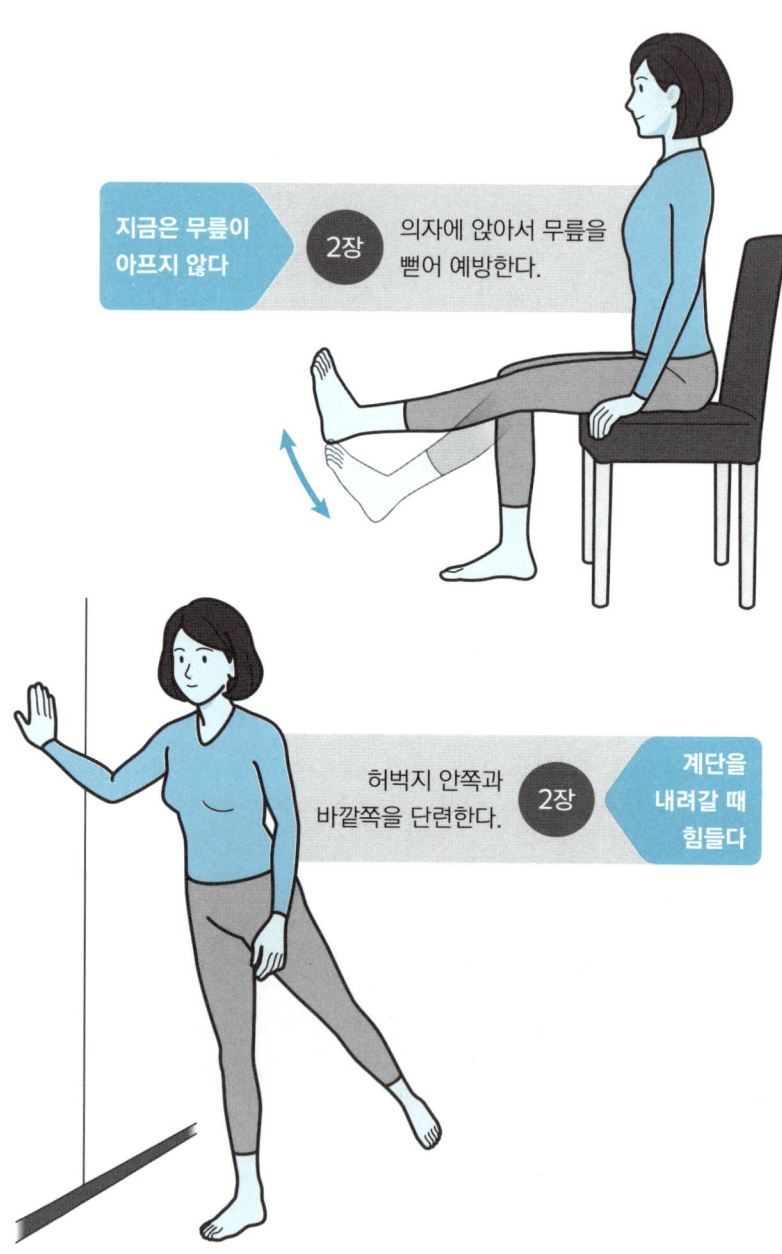

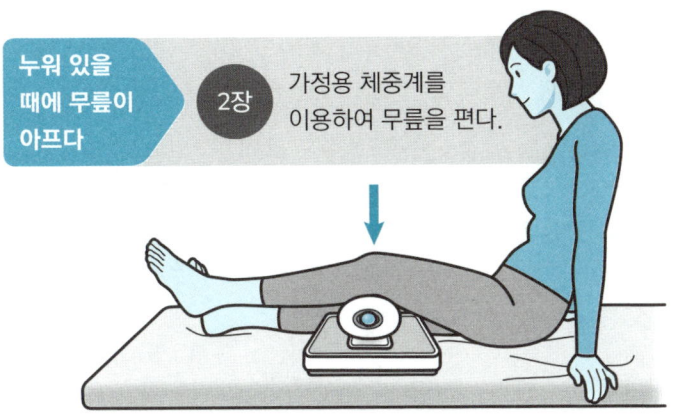

| 누워 있을 때에 무릎이 아프다 | 2장 | 가정용 체중계를 이용하여 무릎을 편다. |

| 의자에서 일어설 때 아프다 | 2장 | 벽에 기대어 안짱다리 스쿼트를 한다. |

| 30분 이상 서 있는 게 힘들다 | 2장 | 허벅지를 높이 빠르게 들어 올린다. |

## 무릎 관절을 위한 근육 트레이닝 & 스트레칭

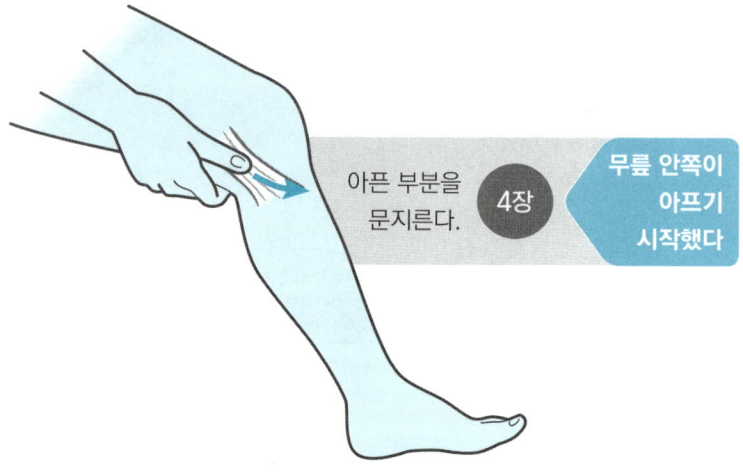

아픈 부분을 문지른다. **4장** 무릎 안쪽이 아프기 시작했다

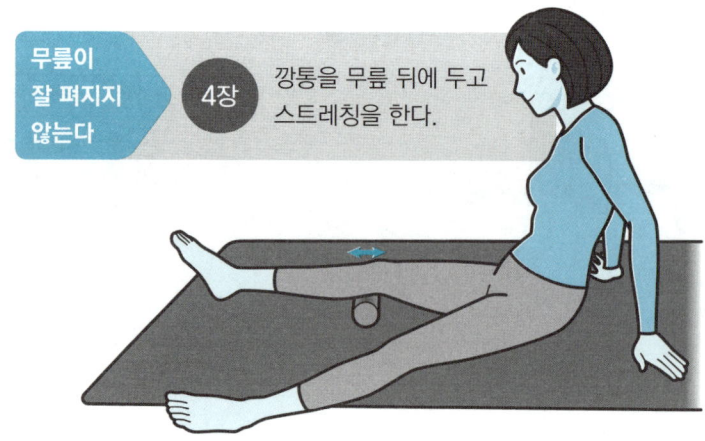

무릎이 잘 펴지지 않는다 **4장** 깡통을 무릎 뒤에 두고 스트레칭을 한다.

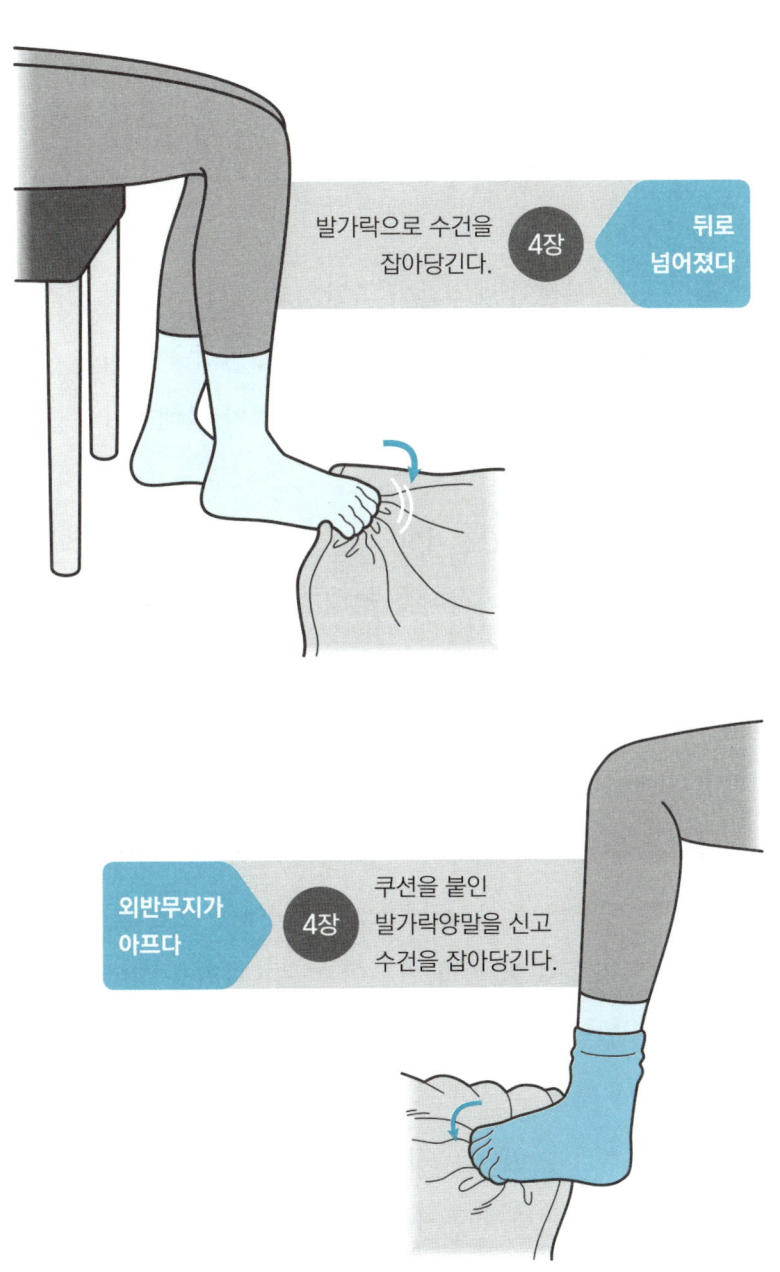

**무릎 트레이닝으로 건강한 무릎 만들기**

　이 책에서는 무릎을 건강하게 지키는 데 효과적인 근육 트레이닝과 스트레칭을 소개할 때 반드시 과학적인 근거를 제시하고 있다.

　최근 건강 서적이 매일같이 출판되고 있다. 고령화 사회가 되어 고령자 수가 늘어남에 따라 건강에 관심을 가지는 사람이 많아지면서 건강법을 주제로 하는 책의 판매량이 증가했기 때문이다.

　그러나 대다수의 건강서가 제시하고 있는 것은 저자의 개인적인 경험이나 아이디어를 토대로 나온 새로운 건강법이다. **저자가 직접 시도해보고 효과를 보았다는 '감상'이나 실제로 고쳤다는 '체험담'이 담겨 있어도 과학적으로는 '이 건강법이 효과 있다'고 말할 수 없다.**

　과학은 누가 어디서 하든 늘 똑같은 결과가 나와야 한다.

　필자는 1998년에 오사카부 스이타시에서 개원한 이래 20년 동안 영어 논문 17편과 일본어 논문 141편을 의학 전문지에 게재해 왔다(2018년 10월 현재).

　의학 전문지에 논문이 게재되기 위해서는 그 치료법이나 지도법이 효과가 있다는 사실을 과학적인 방법(임상연구)에 의해 제시하고 과학적 증거를 첨부하여 전문가의 심사를 받아야 한다.

따라서 일반인을 대상으로 하는 건강서라고 해서 과학적 근거를 제시하지 않는 것은 성실하다고 말할 수 없다.

이 책에서는 필자가 실시한 임상연구의 결과와 다른 의학 전문가가 실시한 연구 결과, 그리고 다수의 신문기사 등을 소개하고 있다. 어렵다고 느끼는 사람은 건너뛰고 읽어도 상관없는데, 연구나 논문의 출전을 밝힌 만큼 믿을 만한 치료법과 지도법이라는 점은 알아주셨으면 한다.

독자 여러분이 이 책을 마지막까지 읽어주시기를 진심으로 바란다.

저자 토다 요시타카

# 차례

**들어가는 글** | 건강장수, 무릎에 달렸다 · · · · · · · · · · · · · · · · · · · · · 4

## 1장 무릎이 아픈 사람과 그렇지 않은 사람

무릎의 구조를 알고 통증 부위를 파악해야 · · · · · · · · · · · · · · · · · · · 26
비만은 무릎통에 최대 위험요소 · · · · · · · · · · · · · · · · · · · · 30
천연 무릎보호대인 '근육' · · · · · · · · · · · · · · · · · · · · · · · · 32
변형성 무릎관절증과 오(O)다리 · · · · · · · · · · · · · · · · · · · · · 36
자가진단으로 알아보는 무릎 통증 · · · · · · · · · · · · · · · · · · · · 39
**칼럼** 무릎의 물은 빼지 않는 것이 좋다? · · · · · · · · · · · · · · · · · 41
운동과 식사로 무릎 지키기 · · · · · · · · · · · · · · · · · · · · · · · · 43

## 2장 단 2분의 '무릎 트레이닝'으로 강한 다리를

먼저 대퇴사두근을 단련하자 · · · · · · · · · · · · · · · · · · · · · · · · · · · 48

계단을 오르내릴 때 무릎 통증이 있다면 '외전근과 내전근'도
함께 단련 · · · · · · · · · · · · · · · · · · · · · · · · · · · · · · · · · · · · · · · · 54

서 있을 때 무릎이 아픈 사람은 '고관절 근육'을 단련 · · · · · · · · · 61

다리 근육은 걷기만으로는 단련되지 않아 · · · · · · · · · · · · · · · · 67

한밤중에 무릎이 아프다면 무릎을 펴는 훈련을 · · · · · · · · · · · · · 71

의자에서 일어설 때 아프다면 '안짱다리 코너 스쿼트' · · · · · · · · 81

칼럼 나이가 들어도 '다리 근육'을 단련할 수 있다 · · · · · · · · · 86

## 3장 무릎을 지키는 식습관과 다이어트 방법

뼈를 만드는 비타민 K가 풍부한 낫토 · · · · · · · · · · · · · · · · · · · 90

근육의 지구력을 높여주는 닭가슴살 · · · · · · · · · · · · · · · · · · · · 93

무릎의 염증을 억제하는 브로콜리 · · · · · · · · · · · · · · · · · · · · · 96

무릎이 아픈 사람은 닭고기를 싫어한다? · · · · · · · · · · · · · · · · 98

낫토가 싫다면 시금치는 어떨까 · · · · · · · · · · · · · · · · · · · · · · 101

연골 성분을 섭취해도 연골이 재생되지는 않는다 · · · · · · · · · · 104

건강보조식품의 효과는 24명 중 1명뿐 · · · · · · · · · · · · · · · · · 106

칼럼 미국에서 불어온 글루코사민 붐 · · · · · · · · · · · · · · · · · 109

| 계단을 내려갈 때 체중의 5~6배 하중이 무릎에 | 112 |
| 도전! 칼로리 기록 다이어트 | 114 |

## 4장 무릎을 펴고 발의 악력을 단련하자

| 아픈 무릎을 누르는 통점 스트레칭 | 120 |
| 깡통 스트레칭으로 무릎을 곧게 펴자 | 124 |
| 칼럼 압박 트레이닝은 무릎통에 효과가 있을까 | 128 |
| 뒤로 넘어지는 것을 방지하는 발의 악력 기르기 | 130 |
| 무지외반증에는 '쿠션 붙인 발가락 양말'을 | 137 |

## 5장 족저판과 보조용품의 효과적인 사용법

| 오(O)다리를 교정하는 족저판 | 144 |
| 발목 밴드로 족저판의 효과를 증대 | 148 |
| 발의 외반각도에 따른 족저판 사용법 | 151 |
| 여성은 높은 족저판, 남성은 낮은 깔창 타입 | 156 |
| 족저판의 효과를 높여주는 발목 유연체조 | 159 |
| 칼럼 생활용품점에서 파는 깔창으로 충분하다 | 164 |
| 무릎보호대에 쿠션을 붙여 반월판을 누르자 | 166 |

**어떤 정형외과에 갈까?**

무릎통이 있는 사람의 96%는 자신의 무릎으로 걷고 있다 ···· **172**
고액 의료가 꼭 필요할까? ································· **175**
50세가 넘으면 절반 이상 반월판이 깨져 있다 ············ **178**
의사 사정으로 인공관절수술을 한다고? ················· **180**
칼럼 의료비 증가는 의료의 고도화 탓 ···················· **183**
효과 없는 물리치료는 의료비 낭비 ······················· **185**
통증의 악순환을 끊는 히알루론산 주사와 스테로이드 주사 ·· **188**
재생의료에 기대한다 ······································ **193**


**마치는 글** | 스스로 무릎을 지키려 노력해야 ··················· **198**
참고문헌 ······················································ **202**


이 책에서 다루고 있는 의료 비용 및 자기부담 비율 등은 일본의 건강보험제도를 기초로 하고 있으므로 우리나라의 건강보험제도에 대한 정보는 가까운 병·의료원이나 국민건강보험공단에 문의하시기 바랍니다.

무릎 전문 클리닉의
20년 임상연구로 입증된
수술 없이 무릎 통증이 사라지는
트레이닝과 스트레칭 비법

# 1장

## 무릎이 아픈 사람과 그렇지 않은 사람

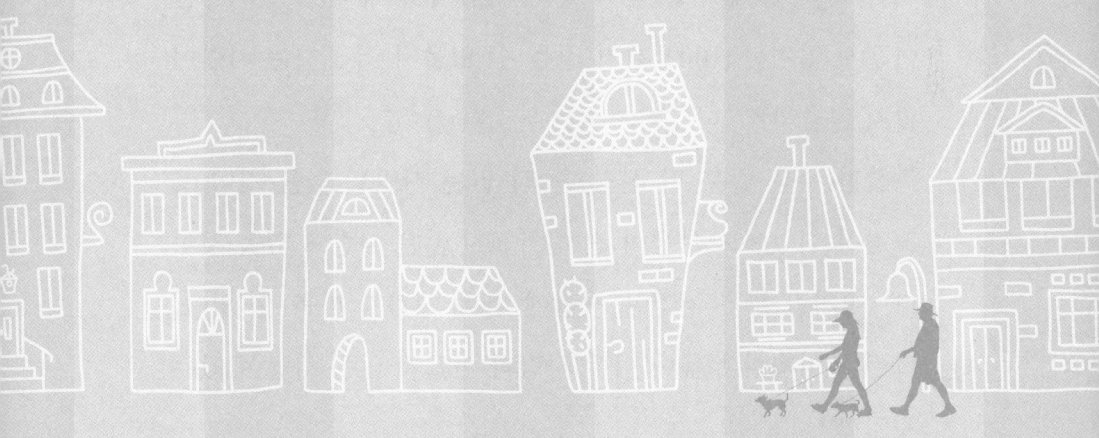

# 무릎의 구조를 알고
# 통증 부위를 파악해야

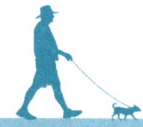

 이 책을 집어든 사람 중에는 현재 무릎통으로 고생하고 있거나 가족 중에 무릎이 안 좋은 사람이 있어서 비록 지금은 아프지 않지만 '100세까지 걸을 수 있을지 걱정'하는 사람이 많지 않을까?

 한편 무릎 같은 건 신경 쓴 적 없는 사람도 있을 것이고, 고령이 되었어도 무릎이 전혀 아프지 않은 사람도 있을 것이다. 이처럼 무릎 건강은 사람에 따라 제각기 다를 수 있다. 그런데 어째서 무릎이 아픈 사람과 아프지 않은 사람이 있는 것일까?

사실, 그 이유를 알면 100세까지 자신의 다리로 걸을 수 있고 비록 무릎이 아프더라도 얼마든지 좋아질 수 있다. 그래서 1장에서는 무릎통이 생기는 이유와 그 주요 원인에 대하여 설명하고자 한다.

여러분은 무릎이 어떤 구조로 이루어져 있는지 알고 있을까? 실제로, 무릎에 통증이 생기는 메커니즘은 이 무릎 구조와 깊은 관련이 있다. 따라서 먼저 무릎의 구조에 대하여 간단히 설명한다.

무릎은 허벅지 뼈인 '대퇴골'과 정강이 뼈인 '경골'로 이루어져 있는데, 이 두 개의 뼈가 무릎 앞쪽의 동그란 슬개골과 한 몸인 인대로 연결되어 관절을 형성한다.<sup>그림 1-1</sup>

무릎관절은 마치 경첩으로 여닫는 문과 같은 구조로 되어 있어, 팔꿈치관절 등과 함께 경첩관절이라고도 하는 '접번관절(蝶番關節)'로 분류된다.

여러 방향으로 회전할 수 있는 어깨관절이나 고관절(구관절로 분류된다)과 달리 무릎관절은 한쪽 방향으로만 구부릴 수 있다. 그것이 무릎관절의 특징 중 하나라고 할 수 있다.

무릎을 구성하는 중요한 부분은 그 밖에 또 있다. 앞에서 보면 무릎 안쪽에 대퇴골과 경골을 잇는 '측부인대(側副靭帶)'가 있다. 이 측부인대는 무릎이 좌우로 흔들리는 것을 방지

## 그림 1-1 **정상적인 무릎 구조**

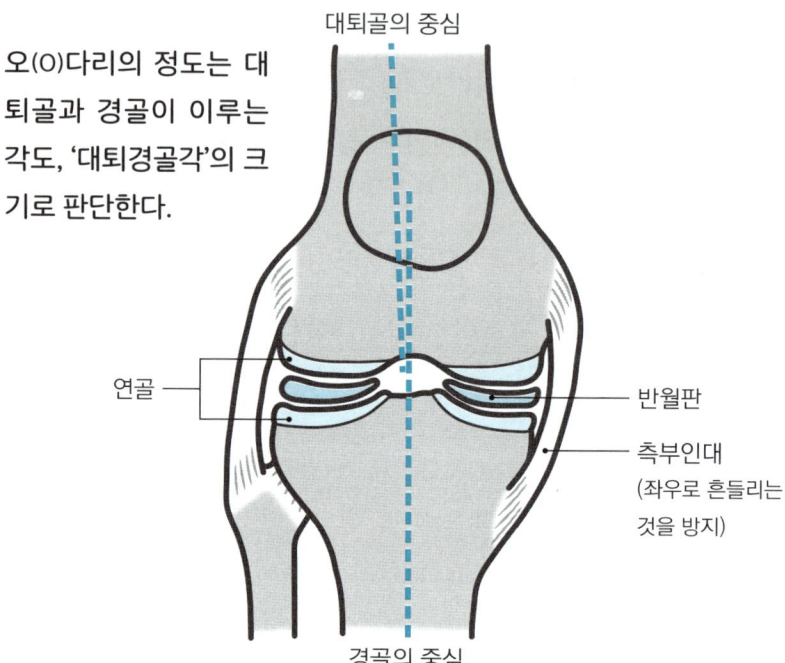

오(O)다리의 정도는 대퇴골과 경골이 이루는 각도, '대퇴경골각'의 크기로 판단한다.

- 대퇴골의 중심
- 연골
- 반월판
- 측부인대 (좌우로 흔들리는 것을 방지)
- 경골의 중심

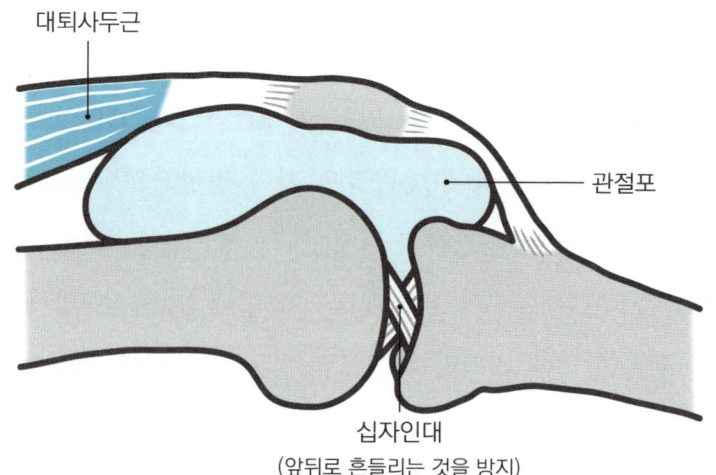

- 대퇴사두근
- 관절포
- 십자인대 (앞뒤로 흔들리는 것을 방지)

하는 역할을 한다.

또한 무릎을 옆에서 보면 대퇴골과 경골의 틈새에 그 뼈들을 X자 형태로 잇는 '십자인대(十字靭帶)'가 있다. 십자인대는 무릎이 앞뒤로 흔들리는 것을 방지하는 역할을 한다.

나아가 대퇴골 표면에는 '관절포(關節包)'라 불리는 주머니가 있는데, 허벅지 근육인 '대퇴사두근'에 덮여 있다. 이 관절포 안에는 2~3ml의 관절액이 들어 있어서 관절이 부드럽게 움직일 수 있도록 윤활유와 같은 역할을 한다.

이들 각각의 부위에 의해 무릎은 굽혔다 펴는 기능을 할 수 있는 것이다. 그중 어느 한곳이라도 이상이 생기면 무릎은 정상적으로 기능하지 못한다.

따라서 무릎 통증이 생겼다면 이들 각 부위의 역할을 의식하면서 통증의 원인을 찾아야 한다. **무릎의 어느 부위가 어떻게 나빠졌는지 알아보고, 그 사람에게 맞는 대처법을 생각해야 한다.**

# **비만**은 무릎통에 최대 위험요소

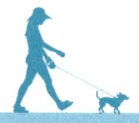

그 무릎을 다시 정면에서 보자. 대퇴골과 경골이 마주하는 부분에 각각 '연골'이 붙어 있고, 연골과 연골 사이에 '반월판(半月瓣)'이라는 쿠션이 끼어 있다.

이 연골과 반월판의 형태가, 젊을 때에는 열쇠와 열쇠구멍처럼 정확히 맞물린다. 그런데 나이를 먹으면서 연골의 양이 줄어들면 열쇠와 열쇠구멍의 모양이 무너져 잘 맞물리지 않게 되어 반월판이 깨진다.

**반월판이 깨지는 현상은 강한 충격이 가해지지 않아도 나이를 먹으면서 자연스럽게 일어난다.**

한 연구에서 45세부터 55세까지 무릎에 통증이 없는 236

명을 검사한 결과, 연골은 4명 중 3명(약 75%), 반월판도 무려 2명 중 1명(약 47%)이 손상되어 있었다.

이처럼 무릎의 반월판이 깨지는 것만으로는 통증을 느끼지 않는 사람도 많다. 그럼에도 불구하고 왜 아픈 사람이 생기는 것일까? 그것은 깨져서 파편이 된 반월판에 체중이 실리면서 옆으로 밀려나와 신경이나 혈관이 지나는 인대를 압박하기 때문이다.

특히 비만인 사람은 평소 무릎에 가해지는 압력이 강하기 때문에 젊은 시절부터 반월판이 깨지기 쉽고 깨진 파편이 밀려나오는 거리도 길어진다.

결국 그만큼 비만은 그 자체로 무릎통의 최대 위험이 된다. 뒤집어 말해, 비만인 사람은 살을 빼는 것만으로도 무릎에 가해지는 하중을 대폭 줄일 수 있다는 것이다.

따라서 살찐 사람은 생활습관병을 예방할 뿐 아니라, 무릎 상태를 악화시키지 않기 위해서라도 체중 감량에 힘을 쏟아야 한다.

필자가 권하는 다이어트 방법에 대해서는 3장에서 설명한다. 필자도 체중 감량에 성공한 다이어트 방법이므로 꼭 도전해보길 바란다.

# 천연 무릎보호대인 '**근육**'

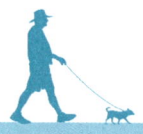

　무릎의 반월판이 밀려나오면 더 이상 밀려나오지 않도록 뼈에 제방이 생긴다.

　이 제방을 뼈의 가시, '골극(骨棘)'이라고 한다. 골극이 생기면 X선 사진으로 뼈에 이상이 발견되어 '변형성 무릎관절증'으로 진단된다.<sup>그림 1-2</sup> **중장년이 되어 무릎에 통증이 생기는 원인의 대부분이 바로 변형성 무릎관절증이다.**

　필자는 45세부터 69세까지 변형성 무릎관절증 환자 117명과 동일 연령대의 무릎이 아프지 않은 118명 사이에서 체중에 대한 팔, 몸통, 다리 근육의 무게 비율을 비교하는 연구를

## 그림 1-2 변형성 무릎관절증의 진행

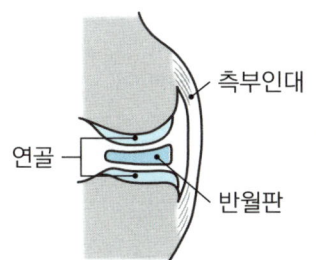

연골과 반월판이 정확하게 맞물려 있다.

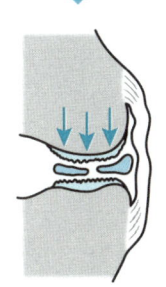

연골의 양이 줄고 반월판이 깨진다.
살이 찌면 압박에 의해 깨지기 쉽다.

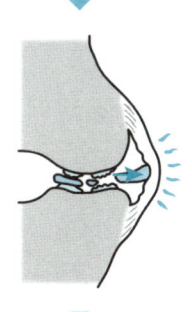

파편이 된 반월판이 옆으로 밀려나와 신경이 지나는 측부인대를 압박하여 통증이 생긴다.

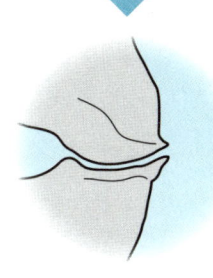

반월판이 더 이상 튀어나오지 않도록 뼈의 제방이 생긴다. 이 제방을 '골극'이라고 한다.
골극이 생기면 변형성 무릎관절증으로 진단된다.

수행했다.

그 결과, 변형성 무릎관절증인 사람은 무릎이 아프지 않은 사람과 비교하여 체중에 대한 팔이나 몸통 근육의 비율에는 차이가 없었지만, 다리 근육의 비율은 확연히 낮았다.

즉, 비만뿐 아니라 다리 근육이 약해져도 변형성 무릎관절증의 커다란 요인이 되는 것이다. 그림 1-3

뒤집어 말하면, 비록 비만이라도 다리에 체중을 지탱할 만큼의 근육이 있다면 무릎통은 막을 수 있다는 것이다.

그렇다면 왜 다리 근육이 강하면 무릎이 아프지 않은 것일까? 걸을 때 무릎에 가장 큰 충격이 가해지는 것은 발뒤꿈치가 지면에 닿는 순간이다. 다리 근육을 단련하면 발뒤꿈치가 지면에 닿는 순간에 허벅지 근육이 수축되며 무릎을 당겨 올려서 충격을 완화시켜준다. 자신의 근육이 천연 무릎보호대로서 무릎을 지켜주는 역할을 하는 것이다.

그러나 허벅지 근육의 힘이 약하면 무릎이 곧게 펴지지 않아 지면으로부터 오는 반발력이 그대로 무릎에 전해진다. 근육이라는 천연 무릎보호대가 없으면 이 충격에서 무릎을 지킬 수 없는 것이다. 그림 1-3

## 그림 1-3 **무릎에 가해지는 부담을 줄여주는 다리 근육**

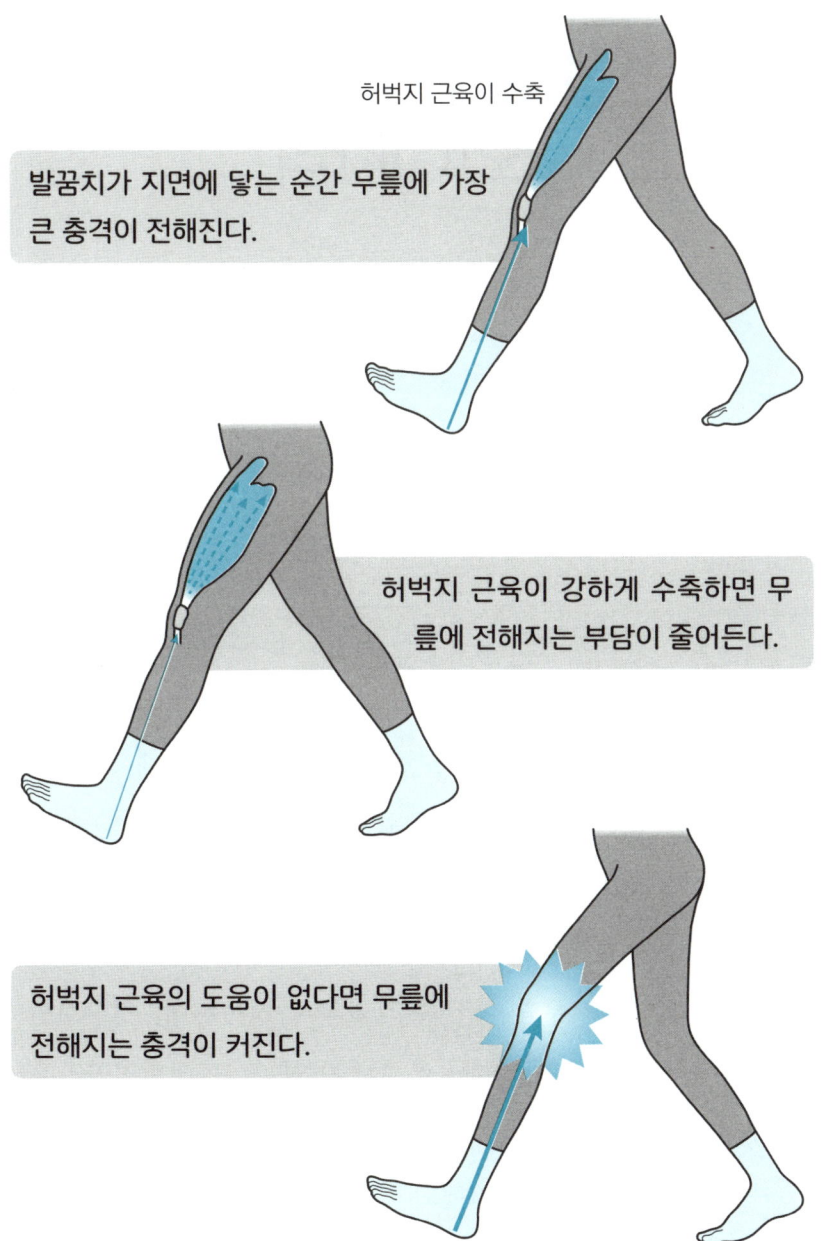

허벅지 근육이 수축

발꿈치가 지면에 닿는 순간 무릎에 가장 큰 충격이 전해진다.

허벅지 근육이 강하게 수축하면 무릎에 전해지는 부담이 줄어든다.

허벅지 근육의 도움이 없다면 무릎에 전해지는 충격이 커진다.

# 변형성 무릎관절증과 오(O)다리

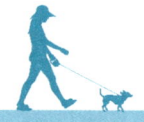

게다가 **변형성 무릎관절증이 진행되면 무릎 안쪽 뼈가 짓눌려 오(O)다리가 되어간다.** 만화 등에서 다리가 굽고 벌어져 지팡이를 짚은 노인의 모습이 흔히 그려지는데, 그것이 전형적인 오(O)다리의 모습이다.

오(O)다리가 얼마나 심한지는 대퇴골과 경골이 이루는 각도인 '대퇴경골각'의 크기로 판단한다.

대퇴경골각은 무릎 바깥쪽 각도를 측정하는데, 정상적인 상태에서는 살짝 안짱다리로 일본인의 평균 대퇴경골각은 174도이다. 이것이 게다리처럼 바깥쪽으로 벌어져 각도가 커질수록 오(O)다리가 진행되고 있다고 말한다.

의학적으로는 대퇴경골각이 176도 이상이면 '내반변형[오(O)다리]'이라고 정의한다. 변형성 무릎관절증이 되면 오(O)다리 변형이 진행되어 대퇴경골각이 커진다(오다리 교정법에 대해서는 5장에서 설명한다).

다음의 **그림 1-4**를 보자. 왼쪽은 정상적인 무릎관절을 찍은 X선 사진이다. X선 사진에는 뼈만 찍히므로 뼈와 뼈 사이에 아무것도 찍히지 않은 부분이 연골이다.

정상적인 무릎관절은 뼈와 뼈 사이에 분명한 틈새(연골)가 있고, 경골은 곧게 서 있다. 한편 오른쪽은 변형성 무릎관절증인 무릎관절을 찍은 X선 사진이다. 안쪽 뼈와 뼈 사이의 틈이 좁아져 있는 것을 알 수 있는데, 연골이 닳아 있기 때문이다.

또한 경골이 기울어져 오(O)다리가 되어 있는 것도 확인할 수 있다. 이렇게 무릎의 반월판이 손상되어 골극이 형성되는 동시에 무릎 안쪽 뼈가 눌림으로써 변형성 무릎관절증이 진행된다.

## 그림 1-4 정상적인 무릎과 변형성 무릎관절증

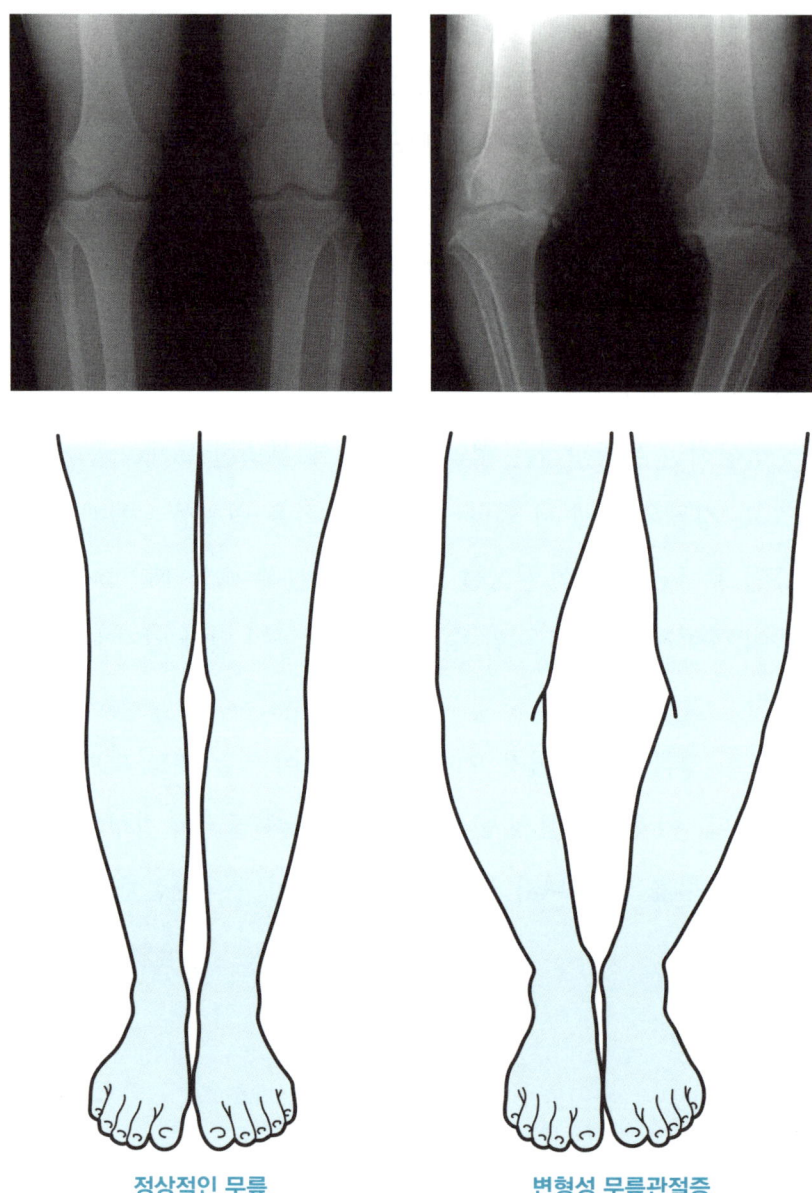

정상적인 무릎　　　　　　　변형성 무릎관절증

# 자가진단으로 알아보는 무릎 통증

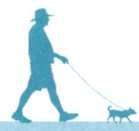

변형성 무릎관절증이 진행되면 어떤 증상이 나타날까? 프랑스의 저명한 정형외과 의사인 리키네 박사는 다음의 10개 동작에 동반되는 무릎 통증을 들고 있다.

❶ 무릎을 펴고 누워 있을 때 아프다.
❷ 아침에 잠에서 깼을 때 아프다.
❸ 30분 이상 서 있을 때 아프다.
❹ 걷기 시작할 때 아프다.
❺ 의자에서 일어설 때 아프다.
❻ 10분 이상 걸으면 아프다.

❼ 계단을 올라갈 때 아프다.

❽ 계단을 내려갈 때 아프다.

❾ 쪼그려 앉을 때 아프다.

❿ 울퉁불퉁한 곳을 걸을 때 아프다.

　필자는 환자에게 위의 10가지 항목 중 몇 개에 해당하는지를 묻는 '리키네 박사의 질문표'를 사용하여 일상생활에서 얼마나 어려움을 겪고 있는지를 수치화하고 변형성 무릎관절증 연구에 이용하고 있다.

　독자 여러분도 자신이 몇 개의 항목에 해당하는지 확인해 보자. 2개 항목 이하라면 경증, 3~6개 항목이라면 중등증, 7개 항목 이상이라면 중증이다.

　경증인 사람도 방치하면 악화되므로 이 책을 읽고 꼭 통증 개선을 목표로 노력하길 바란다.

## 무릎의 물은 빼지 않는 것이 좋다?

무릎의 상태가 나빠지면 무릎에 물이 차는 사람이 있다. 그렇게 되면 무릎 통증은 더욱 악화된다. 그렇다면 이에 어떻게 대처하는 것이 좋을까?

먼저 무릎이 아픈 사람은 무릎에 물이 찼는지를 스스로 확인한다. 다리를 곧게 펴고 무릎을 관찰해보자.

무릎의 동그란 뼈 위에 있는 가로 방향의 주름이 사라진 사람은 물이 차 있을 가능성이 있다. 정형외과에 가서 물을 빼 달라고 하자.

'무릎의 물을 빼면 습관이 되니 빼고 싶지 않다'고 말하는 환자도 있다. 그러나 무릎에 물이 차면 심한 통증이 발생할 뿐 아니라 팽창한 관절포에 의해 대퇴사두근이 밀려올라가 근력이 떨어진다. 28쪽 그림 1-1의 옆에서 본 그림 참조

대퇴사두근은 무릎을 펴는 근육이라서 이 근육이 약해지면 무

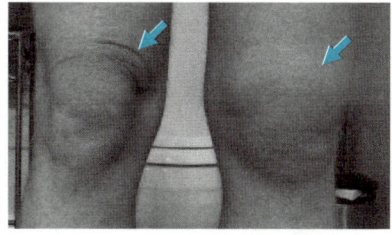

무릎을 곧게 폈을 때 무릎 위에 가로 방향의 주름이 없다면 물이 차 있을 가능성이 크다.

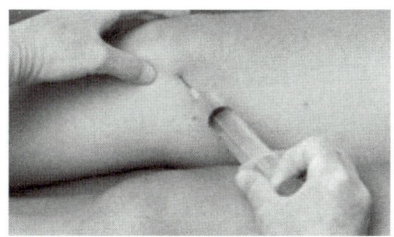

무릎에 찬 물을 주사기로 뽑아내면 투명하지 않고 소변처럼 노랗다.

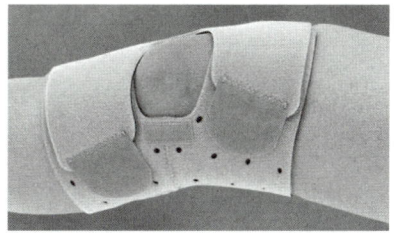

관절포를 수축시키기 위해 무릎보호대를 착용한다.

릎을 펴는 동작이 순조롭게 이루어지지 않는다. 무릎이 완전히 펴지지 않아 약간 구부러진 상태가 지속되면 허리에 부담을 주기 때문에 요통까지 불러온다.

따라서 **무릎에 물이 차면 방치하지 말고 병원에 가서 빼주는 것이 좋다.** 방치하면 허벅지 근육이 야위어 통증을 일으키는 악순환을 불러오게 된다. 그렇게 되지 않도록 물을 **빼주는 것이 중요하다.**

무릎의 물을 뺀 뒤에는 관절포를 수축시키기 위해 찍찍이 형태의 무릎보호대로 단단히 압박한다. 그러면 무릎에 다시 물이 차지 않는다.

참고로 '물'이라고 하면 아무래도 투명한 액체를 떠올리기 쉬운데 실제로는 소변처럼 노란색이다. 주사기로 뽑아낸 액체를 보고 놀라지 않도록 하자.

# 운동과 식사로 무릎 지키기

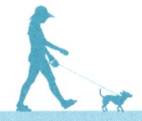

    여기까지 읽고서 비만인 사람, 다리 근육이 약한 사람은 무릎통을 일으키기 쉽다는 사실을 이해했을 것이다. 무릎통이 생기는 사람과 그렇지 않은 사람의 차이는 바로 여기에 있다.

    따라서 무릎통을 예방하고 개선하기 위해서는 '근육 단련 훈련(근력 트레이닝)'과, 비만이라면 '체중 감량'을 빠뜨릴 수 없다.

    하지만 허벅지 근육을 무작정 단련한다고 모든 문제가 해결되는 것은 아니다. 허벅지 앞쪽 근육뿐 아니라 바깥쪽 근육, 안쪽 근육, 고관절을 구부리는 근육 등 무릎통의 증상에 따라 각각의 근육을 의식하면서 단련해야 한다.

또한 근력 트레이닝이 작심삼일로 끝나버리면 성과를 얻기 어렵다. 근력 트레이닝을 꾸준히 하는 요령은 가정용 체중계 등으로 근력을 측정하여 근육이 단련되고 있다는 것을 실감하는 것이다.

나아가 체중 감량으로 근육을 키우기 위해서는 식생활 개선도 중요하다. 하루 동안 섭취하는 음식의 열량을 기록하고 무엇을 어떻게 먹고 있는지 식습관을 돌아볼 필요도 있다.
섭취 열량뿐 아니라 연골을 받쳐주는 뼈를 튼튼하게 하는 '비타민 K'나 근육을 만드는 '카르노신(carnosine)'이 다량으로 들어 있는 식품을 섭취하는 것도 중요하다.

또한 연골 성분은 식품으로 섭취해도 체내에서 소화되어 영양소로 분해되기 때문에 무릎 연골이 증가하는 일은 일어나지 않는다. 무릎에 좋다는 건강식품의 광고 문구를 그대로 믿어서는 안 된다.

이어서 2장과 3장에서는 필자가 고안한 '무릎 트레이닝(근력 트레이닝)'과 체중 감량법, 무릎에 좋은 식품에 대하여 자세히 설명한다. 자신에게 맞는 방법을 찾아 꾸준히 실천하자. 절대 손해 보는 일은 없을 것이다.

# 1장
## 요점정리

1. 무릎통이 있으면 어느 부위가 어떻게 나빠진 것인지를 파악하고 그 사람에 맞는 대처법을 생각할 필요가 있다.

2. 비만은 무릎통에 가장 위험한 요인이다. 비만인 사람은 체중을 감량하는 것만으로도 무릎에 가해지는 하중을 대폭 줄일 수 있다.

3. 다리 근육이 약해지는 것도 무릎통이 생기는 큰 요인이다. 다리에 자신의 체중을 지탱할 만큼 근육이 있다면 무릎통을 방지할 수 있다.

4. 무릎의 반월판이 손상되어 골극이 형성되는 동시에 안쪽 뼈가 찌그러져 변형성 무릎관절증이 진행된다.

5. 근력 트레이닝을 꾸준히 하고 식사에 신경을 쓰면서 체중 감량을 하면 무릎통을 예방, 개선할 수 있다.

# 2장

## 단 2분의 '**무릎 트레이닝**'으로 강한 다리를

# 먼저 **대퇴사두근**을 단련하자

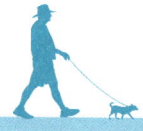

　무릎을 보호하는 '천연보호대'인 다리 근육을 단련하여 100세까지 걸을 수 있는 다리를 만들기 위한 '무릎 트레이닝' 방법을 설명한다.

　1장에서도 말했듯이, 무턱대고 운동을 해서는 필요한 부분의 근육을 적절히 단련할 수 없다. 우선, 어디에 어떤 근육이 있고, 각각의 근육이 어떤 역할을 맡고 있는지를 이해할 필요가 있다. 그 다음 자신의 증상을 살펴 어떤 근육이 약해져 있는지를 확인하고 단련해야만 하는 것이다.

　그중에서도 특히 반드시 단련해야 하는 근육은 다음 4개의

## 그림 2-1 하반신 근육의 구조

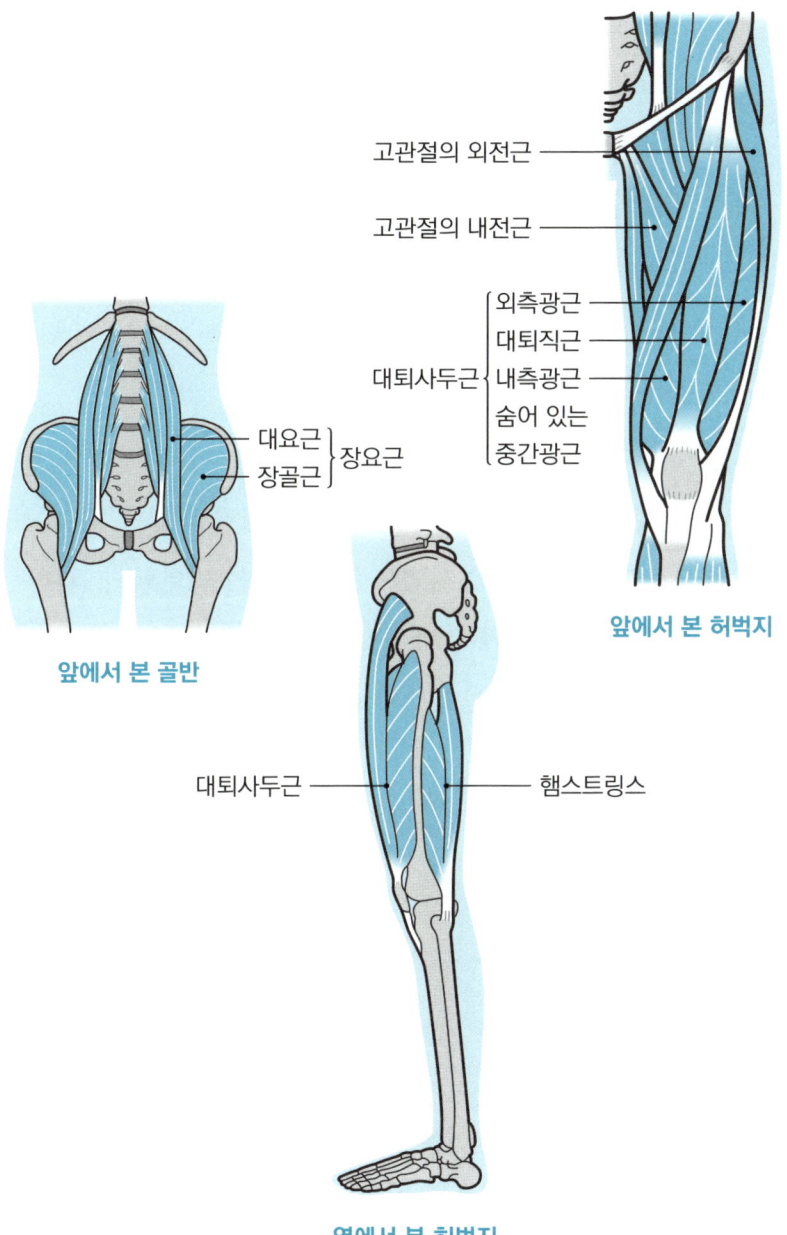

49

큰 하반신 근육으로, 대퇴사두근, 외전근과 내전근, 장요근, 햄스트링(hamstrings)이다. 그림 2-1

이들 근육 중 가장 큰 것이 '대퇴사두근'이다. 무릎통이라고 진단받았을 때, 의사가 가장 먼저 단련해야 한다고 말하는 근육이 바로 대퇴사두근이다. 허벅지를 정면에서 봤을 때 보이는 근육으로, '대퇴직근', '외측광근', '내측광근', '중간광근'이라는 4개의 근육이 한 덩어리를 이루고 있다.

대퇴사두근은 무릎을 곧게 펴는 역할을 하고 있어서, 이 근육이 약해지면 걸을 때 무릎이 잘 펴지지 않고 약간 굽은 상태가 된다. 그 때문에 지면으로부터 오는 반발력이 그대로 무릎으로 전해지게 되어 반월판을 손상시키고 통증이 생기는 원인이 된다. 그림 2-2

따라서 무릎이 아픈 사람도 아프지 않은 사람도 우선은 대퇴사두근을 단련해야 한다. 지금은 무릎이 아프지 않더라도 걸을 때 무릎이 굽어 있는 사람은 특히 대퇴사두근을 의식하면서 운동한다.

대퇴사두근을 단련하는 근력 트레이닝으로 가장 유명한 운동은 의자에 앉아 다리를 늘어뜨린 상태에서 무릎을 펴고 다리를 뻗어 그대로 멈추는 방법이다. 그림 2-3

## 그림 2-2 약해진 대퇴사두근이 무릎 통증의 원인

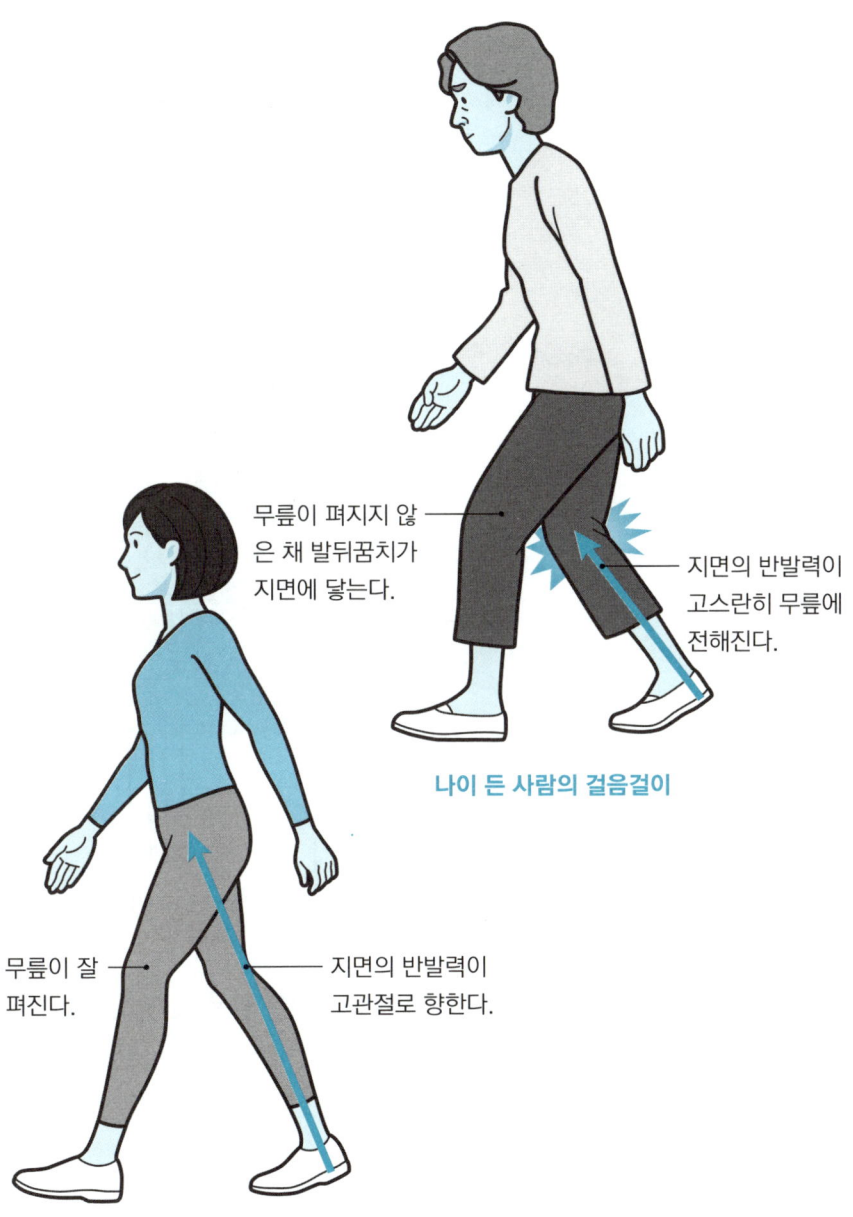

## 그림 2-3 **1회 단 2분의 대퇴사두근 근력 트레이닝**

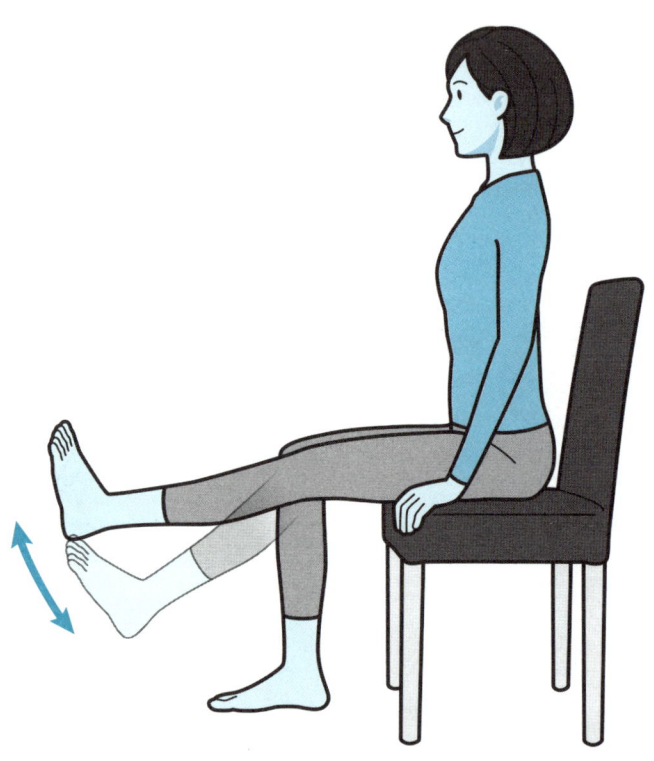

무릎을 10초간 곧게 폈다가 그 후 2초간 발을 내린다.
이 운동을 좌우 5회씩 반복한다.

1회 단 2분으로 충분한 운동으로, 의자에 앉아 10초간 무릎을 펴서 다리를 뻗고 그 후 2초간 다리를 내린다. 이 동작을 5회 반복한다. 12×5회이므로 1분(60초)이 걸린다. 이 트레이닝을 왼쪽 다리와 오른쪽 다리를 번갈아 하면 2분이 된다. 이것을 1일 2세트 하는 것이 가장 좋다. TV를 보면서도 책을 읽으면서도 얼마든지 할 수 있으니 매일 하자.

단, 이 트레이닝을 해도 무릎 통증이 완화되지 않는 사람은 다른 트레이닝을 조합해 실시하면 효과를 얻을 수 있다. 그런 사람은 나머지 3개의 근육도 약해져 있을 가능성이 높기 때문이다. 사실 어느 근육이 약해져 있는지에 따라서 어느 상황에 통증이 나타나는지도 달라진다.

그 증상에 따라 어느 근육을 어떻게 단련하면 좋은지 좀 더 자세하게 설명할 것이다.

# 계단을 오르내릴 때 무릎 통증이 있다면 '**외전근**과 **내전근**'도 함께 단련

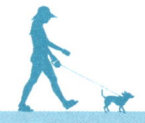

　무릎이 좋지 않은 환자의 상당수가 '계단을 내려갈 때 무릎이 아프다'고 말한다.

　왜 계단을 내려갈 때 무릎이 아픈 것일까? 그것은 계단을 오르내릴 때 몸이 좌우로 크게 흔들리기 때문이다.

　일상생활에서 몸이 어느 정도나 흔들리는지 조사한 연구에 의하면, 가장 심하게 흔들리는(중심 동요성) 것이 계단을 내려갈 때였다.

　특히 다리를 벌릴 때에 움직이는 '외전근(허벅지 바깥쪽 근육)'이 약해져 있는 변형성 무릎관절증 환자는 계단을 오르내릴 때에 몸이 좌우로 크게 흔들린다. 그로 인해 무릎이 흔들

## 그림 2-4 계단을 오르내리려면 고관절 근육도 단련하자

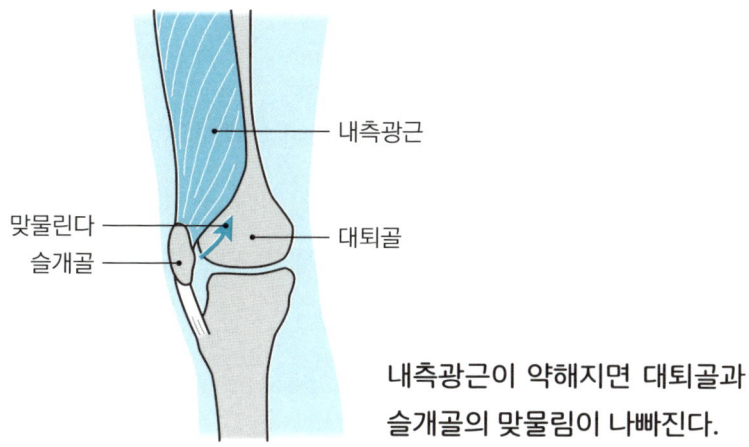

내측광근이 약해지면 대퇴골과 슬개골의 맞물림이 나빠진다.

외측광근이 약해지면 걸을 때 몸이 좌우로 크게 흔들리고 무릎에 부담이 가해진다.

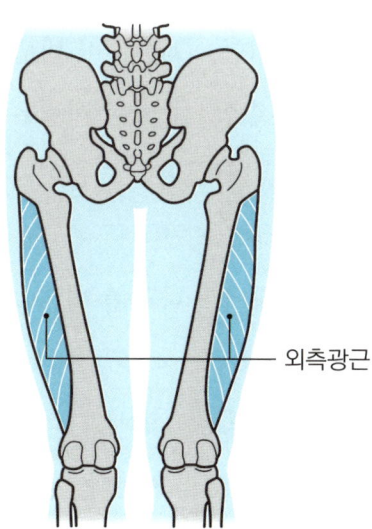

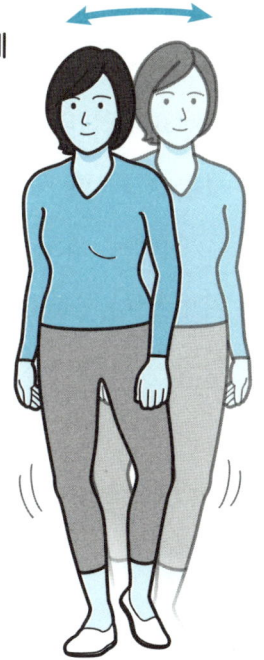

리면서 통증이 커지는 것이다.

또한 내전근(허벅지 안쪽 근육)이 쇠약해지면 무릎 앞쪽의 접시처럼 생긴 둥근 뼈(슬개골)를 정상 위치로 끌어 올릴 수 없다. 그 때문에 슬개골과 대퇴골의 맞물림이 나빠지고, 그 사이에 있는 연골이 닳는다. 그림 2-4

따라서 계단을 내려갈 때에 무릎이 아픈 사람은 대퇴사두근과 함께 외전근과 내전근도 단련해야 한다. 고관절의 외전근의 힘을 키우면 걸을 때에 골반이 흔들리는 것을 막아주어 무릎에 전해지는 부담을 줄일 수 있다.

대표적인 외전근의 근력 트레이닝 방법은, 바닥에 누워서 무릎을 쭉 편 채로 다리를 올리는 운동이다. 그런데 이 방법을 집에서 해도 무릎을 편 상태에서 훈련할 수 있는 사람은 거의 없다. 무심코 무릎이 구부러지고 골반이 뒤로 기울어져 정작 중요한 외전근을 단련할 수 없는 것이다. 그림 2-5

그래서 필자는 벽에 손을 짚고 선 상태에서 다리를 벌리는 근력 트레이닝 방법을 생각해냈다.

단련하고 싶은 다리의 반대쪽 손을 벽에 짚으면서 다리를 비스듬하게 뒤로 들어 올려 그 상태를 1초간 유지한다. 다리

## 그림 2-5 누워서 하는 외전근의 근력 트레이닝

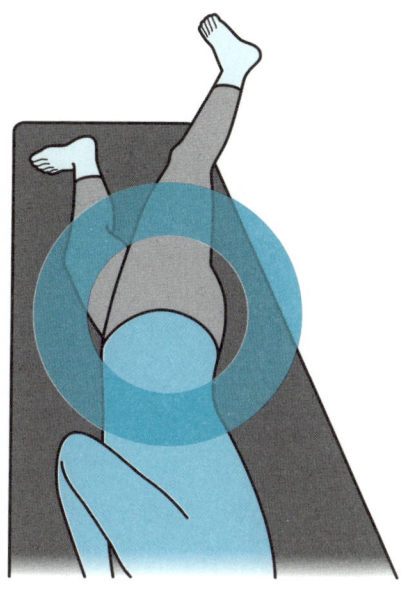

골반이 틀어지지 않은 상태에서 무릎을 곧게 편다.

**올바른 방법**

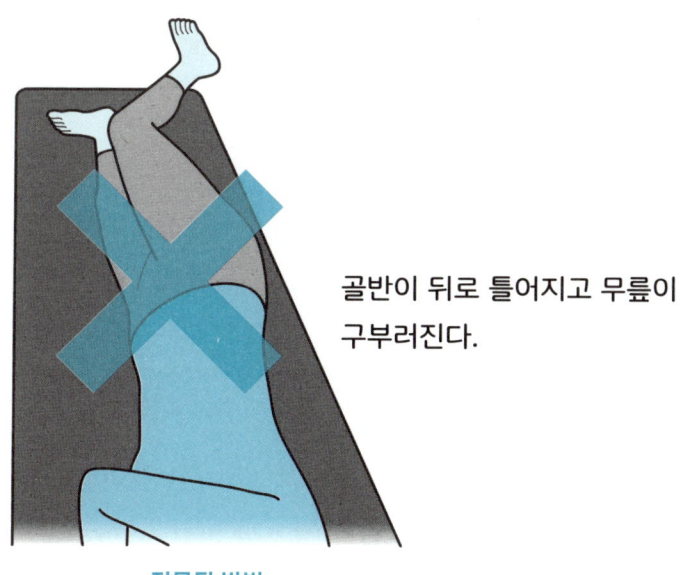

골반이 뒤로 틀어지고 무릎이 구부러진다.

**잘못된 방법**

를 내리고 다시 1초간 유지한다. 이것을 1세트 15회부터 시작하여 조금씩 횟수를 늘려 2주 뒤에는 30회를 목표로 한다. 이렇게 1일 2회(아침과 잠자기 전에) 실시한다. 그림 2-6

고관절을 안쪽으로 당기는 내전근의 근력 트레이닝은 의자에 앉은 상태에서 한다. 단련하고 싶은 다리의 무릎관절을 편 상태에서 다리 전체를 안쪽으로 비튼다. 그 자세를 3초간 유지하는데, 허벅지 안쪽이 조금 아픈 정도의 강도로 실시한다. 그림 2-6

이들 근력 트레이닝의 효과를 알아보기 위해 필자는 대퇴사두근의 근력 트레이닝만을 하도록 지도한 변형성 무릎관절증 환자 25명과 여기에 외전근과 내전근의 근력 트레이닝을 추가로 지도한 26명 사이에 통증 개선이 어느 정도의 차이가 있는지를 조사했다.

치료 기간은 4주로, 두 그룹 모두 공통적인 치료로서 무릎 통증을 완화하고 관절의 움직임을 부드럽게 해주는 '히알루론산 관절내 주사'를 놓았다(이 주사의 의의에 대해서는 6장에서 설명한다).

그 결과, 서 있을 때 몸의 흔들림이 개선된 정도는 대퇴사두근의 근력 트레이닝만을 지도받은 그룹이 평균 6%였는데,

## 그림 2-6 외전근과 내전근의 근력 트레이닝

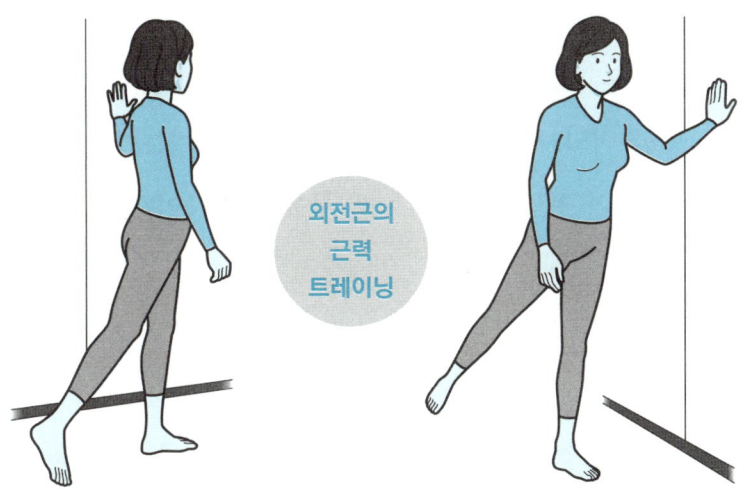

외전근의 근력 트레이닝

단련하고 싶은 다리의 반대쪽 손으로 벽을 짚고 서서 다리를 비스듬하게 뒤쪽으로 들어 올린다. 1초간 멈춘다. 1세트 15회부터 시작하여 서서히 횟수를 늘려 2주 뒤에는 30회를 실시한다.
이 운동을 1일 2회(아침과 잠자기 전에) 실시한다.

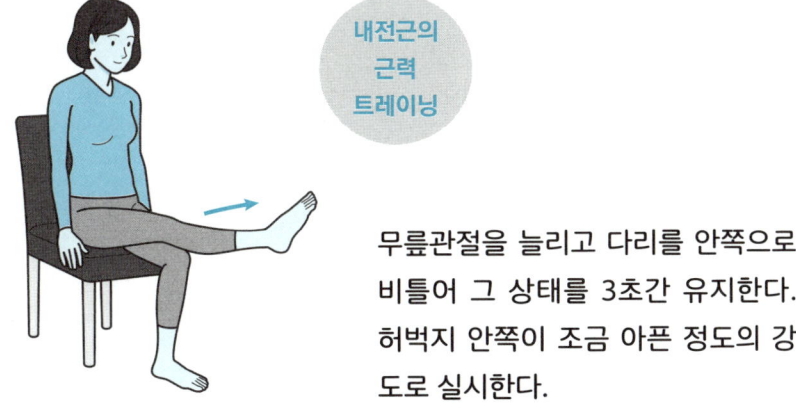

내전근의 근력 트레이닝

무릎관절을 늘리고 다리를 안쪽으로 비틀어 그 상태를 3초간 유지한다. 허벅지 안쪽이 조금 아픈 정도의 강도로 실시한다.

대퇴사두근은 물론 외전근과 내전근의 근력 트레이닝까지 지도받은 그룹에서는 평균 11.9%나 좋아졌다.

또한 대퇴사두근의 근력 트레이닝만을 지도받은 그룹에서는 17명이 계단을 내려갈 때 무릎에 통증이 있다고 호소했고, 그 가운데 4명(23.6%)이 4주간의 치료가 끝난 뒤 '통증이 사라졌다'고 답했다.

이에 비하여, 대퇴사두근에 더하여 외전근과 내전근의 근력 트레이닝을 지도받은 그룹에서는 계단을 내려갈 때 무릎에 통증이 있다고 호소한 19명 가운데 치료가 끝난 뒤 12명(63.2%)이 '통증이 사라졌다'고 답했다.

외전근과 내전근의 근력 트레이닝까지 지도받은 그룹이 대퇴사두근의 근력 트레이닝만을 지도받은 그룹보다 통계학적으로 명백히 치료 성과가 좋았다. 이처럼 계단을 내려갈 때에 무릎이 아픈 사람에게는 허벅지 바깥쪽과 안쪽의 근육을 단련하는 것이 중요하다.

# 서 있을 때 무릎이 아픈 사람은 '고관절 근육'을 단련

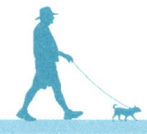

변형성 무릎관절증 환자가 통증을 호소하는 상황으로, 계단을 내려갈 때와 함께 많은 것이 '서 있을 때'이다.

**왜 오래 서 있으면 무릎이 아플까? 그것은 '장요근'이 약해져 있기 때문이다.** 이 근육은 대퇴골과 골반을 잇는 '장골근'과 대퇴골과 척추를 잇는 '대요근'이라는 2개의 근육으로 이루어져 있다. 49쪽 그림 2-1 참조

장요근은 고관절을 구부리는 작용을 하며, 걸을 때에 다리를 들어 올려 몸을 앞으로 밀어주는 역할을 맡고 있다. 또한 골반이 앞뒤로 기울어지지 않도록 안정적으로 잡아주는 기능도 하고 있다.

그러나 이 근육이 약해지면 걸을 때에 다리가 올라가지 않게 될 뿐 아니라 서 있을 때에 골반이 기울어져 구부정한 '새우등'을 만든다.

그 결과, 대퇴사두근이 약해졌을 때와 마찬가지로 지면으로부터 오는 반발력이 고스란히 무릎에 부담으로 전해진다.

특히 전철에서 30분만 서 있어도 무릎이 아프다고 말하는 사람은 이 장요근이 약해져 있을 가능성이 있다. 따라서 여기에 해당되는 사람은 의식적으로 장요근을 단련하자.

그렇다면 구체적으로 어떤 운동을 하면 좋을까? 다리를 올리는 운동이라고 하면 '걷기'를 떠올리는 사람이 많을 것이다. 그래서 '골프나 산책을 하고 있으니 내 무릎은 걱정 없다'고 생각하는 사람도 많다.

분명 어느 논문에서는 정기적으로 운동하는 중장년은 '제자리걷기의 속도가 빠르다'고 한다.

그러나 골프나 산책을 하는 동안에는 허벅지를 수평으로 들어 올리는 제자리걷기를 하지 않기 때문에 장요근과 무릎을 펴는 대퇴사두근을 단련할 수 없다.

그래서 필자는 먼저 변형성 무릎관절증 환자와 무릎 통증이 없는 사람들의 '수평 제자리걷기'(허벅지를 높이 들어 올리는

## 그림 2-7 장요근을 단련하는 수평 제자리걷기

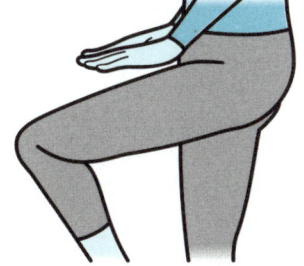

횟수에 포함되지 않는 동작

골반 위치에 둔 손바닥에 허벅지가 닿지 않는다.

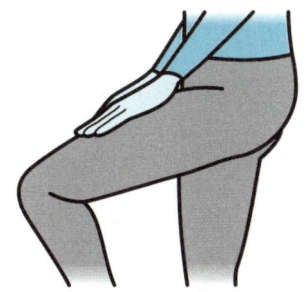

손바닥을 내려 허벅지가 올라오는 높이를 낮춘다.

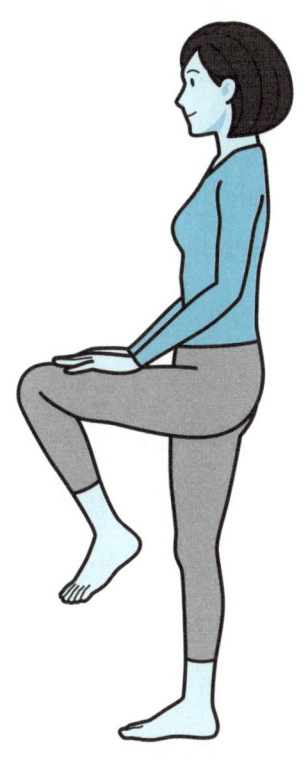

골반 위치에 둔 손바닥에 닿을 때까지 허벅지를 들어 올리고, 20초간 좌우 교대로 가능한 한 빨리 움직여 허벅지가 손바닥에 닿는 횟수를 센다.

제자리걷기) 속도가 어떻게 다른지 조사해보았다. **그림 2-7과 같이 다리를 좌우 교대로 가능한 한 빠르게 들어 올리고 고관절 위치에 둔 손바닥에 허벅지가 닿는 횟수가 얼마나 되는지를 20초간 측정한다.**

허벅지가 손바닥에 닿지 않거나 손바닥이 고관절 위치에서 내려와 허벅지가 올라오는 높이가 낮아지는 경우에는 수평 제자리걷기의 횟수에서 제외했다.

그림 2-8의 표에는 연령대별 수평 제자리걷기 횟수의 기준값이 제시되어 있다. 예컨대 70~74세 남성은 32회를, 같은 연령대의 여성은 29회를 목표로 한다.

필자의 연구 결과에서 20초간 수평 제자리걷기의 횟수는 변형성 무릎관절증 환자 20명의 평균이 30회, 같은 연령으로 무릎이 아프지 않은 64명의 평균이 36.5회였다.

게다가 변형성 무릎관절증 환자에서는 20초 동안 평균 2.9회나 허벅지가 손바닥에 닿지 않거나 손바닥이 고관절 위치보다 아래로 내려갔다. 역시 변형성 무릎관절증이 되는 사람은 장요근이나 대퇴사두근이 약하다는 사실을 확인할 수 있었다.

또한 변형성 무릎관절증 환자뿐 아니라 무릎이 아프지 않

## 그림 2-8 20초간 수평 제자리걷기 횟수의 기준값

|    | 64세 이하 | 65~69세 | 70~74세 | 75~79세 | 80세 이상 |
|----|---------|---------|---------|---------|---------|
| 남성 | 38회 | 34회 | 32회 | 30회 | 25회 |
| 여성 | 35회 | 33회 | 29회 | 27회 | 23회 |

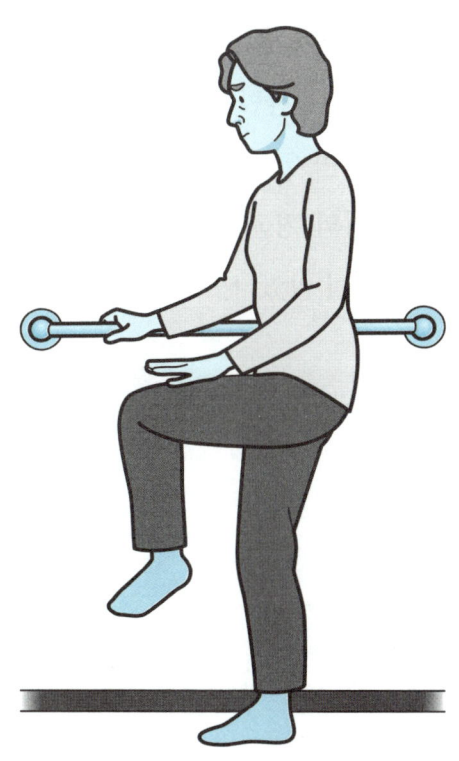

몸이 크게 흔들릴 경우에는 한쪽 손으로 고정된 물체를 잡고 다른 쪽 손의 높이까지 허벅지를 들어 올린다.

은 사람의 수평 제자리걷기의 횟수가 운동습관의 유무에 따라 차이가 있는지도 조사해보았다.

후생노동성이 매년 실시하는 〈국민건강·영양조사〉의 정의에 따라 주 2회 이상 운동하며, 운동 지속시간이 30분 이상으로 1년 이상 꾸준히 운동해온 사람을 '운동습관이 있다'고 보았고, 그렇지 않은 사람은 '운동습관이 없다'고 보았다.

그 결과, 운동습관이 없는 86명의 평균 횟수는 38.8회, 운동습관이 있는 60명의 평균 횟수는 39.7회로 통계학적으로 확연한 차이를 보이지 않았다.

# 다리 근육은 걷기만으로는 단련되지 않아

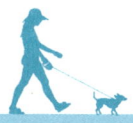

 운동을 해도 운동을 하지 않아도 차이가 없다니 의외의 결과라 하겠다. 그래서 필자는 운동습관의 내용으로 다시 분석을 해보았다. 그 결과, 걷기나 골프처럼 보행 중심의 운동을 하는 사람들의 평균값이 31.4회로 가장 적고, 스포츠센터를 다니는 사람들의 평균값이 45.7회로 가장 많은 것으로 나타났다.

 즉, 보행 중심의 운동을 하는 사람은 스포츠센터에 다니는 사람에 비하여 명백히 장요근이나 대퇴사두근의 힘이 약해져 있다.

걷기나 골프를 하는 사람을 제외하면, 운동습관이 있는 사람은 운동습관이 없는 사람에 비하여 20초간 수평 제자리걷기의 횟수가 통계학적으로 명백히 많다는 사실도 확인했다. 그림 2-9

분명히 걷기 운동은 경치를 즐기면서 할 수 있어 오래 지속할 수 있는 매우 좋은 운동이다. 당뇨병 같은 여러 질병을 예방할 수도 있으니 많은 사람들이 운동습관으로 오래도록 걷기를 바란다.

그러나 위의 결과에서도 알 수 있듯이 걷기나 골프로는 허벅지를 높이 수평으로 들어 올리는 동작이 없어서 장요근도 대퇴사두근도 단련할 수 없다.

따라서 걷기나 골프를 운동습관으로 가진 사람은 거기에 만족하지 말고 수평 제자리걷기 운동을 추가하여 변형성 무릎관절증을 예방하고 개선하기를 바란다.

변형성 무릎관절증 환자를 대상으로 하는 필자의 연구에서도 **최대한 빨리 수평 제자리걷기 운동을 아침저녁 50회씩 (1일 100회) 4주간 실시한 사람은 그렇지 않은 사람에 비하여 30분 넘게 서 있을 때 명백히 무릎 통증이 완화되어 있었다.**

## 그림 2-9 운동별 수평 제자리걷기의 횟수

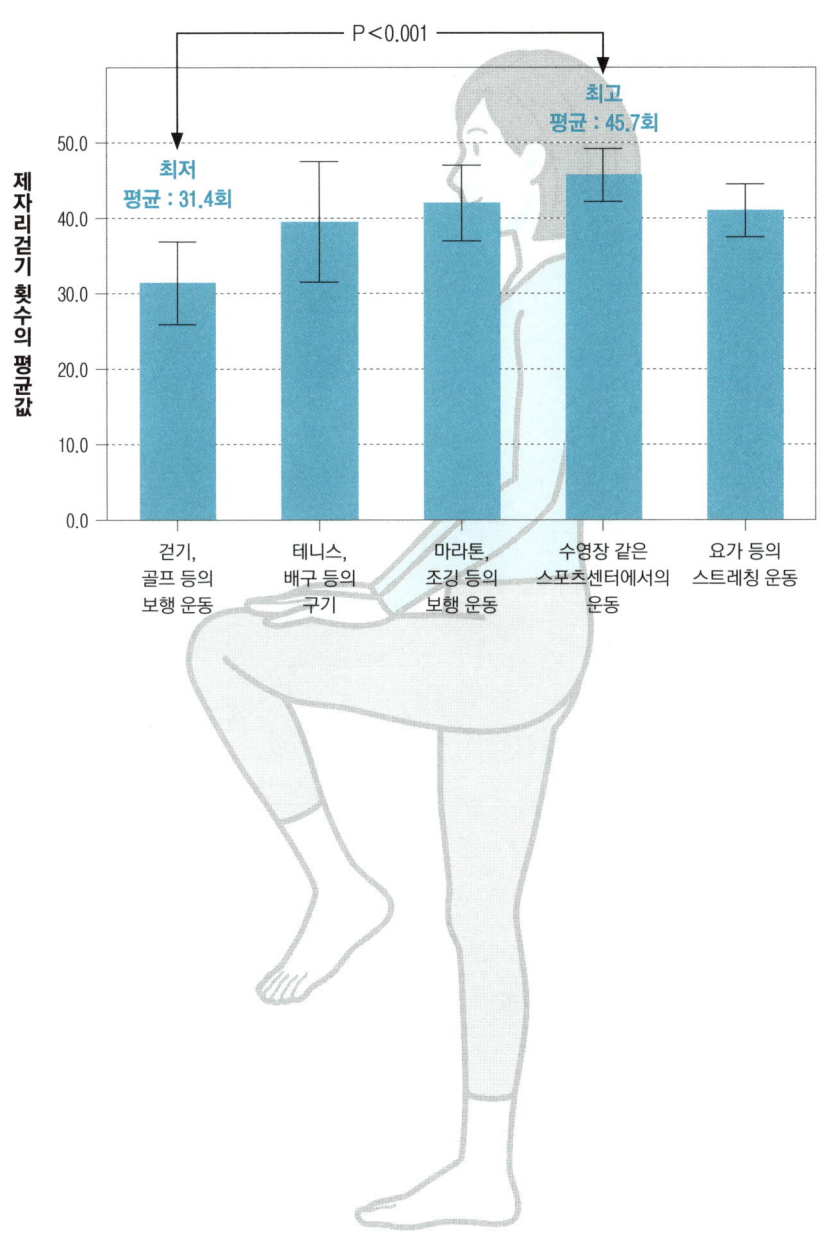

69

그러므로 전철에서 서 있을 때 무릎에 통증이 있다면 대퇴사두근을 단련하는 동시에 수평 제자리걷기 운동을 추가로 실시하길 추천한다.

# 한밤중에 무릎이 아프다면
## 무릎을 펴는 훈련을

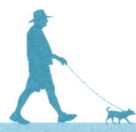

변형성 무릎관절증 환자 중에는 '한밤중에 무릎이 아파서 잠들지 못한다'고 말하는 사람도 있다.

침대나 이부자리에 누워 있으면 무릎에는 전혀 하중이 가해지지 않는다. 그럼에도 불구하고 어째서 누워 있을 때 무릎이 아픈 것일까? 그것은 무릎이 곧게 펴지지 않게 되는 전조 증상이다. 그림 2-10

인간은 원래 네 다리로 걸었던 동물이다. 그 흔적으로 동그란 무릎뼈는 무릎을 펼 때보다 90도로 구부렸을 때 대퇴골에 딱 맞물린다. 결국 본래 무릎은 구부러진 상태가 자연스

## 그림 2-10 **한밤중에 무릎이 아픈 이유**

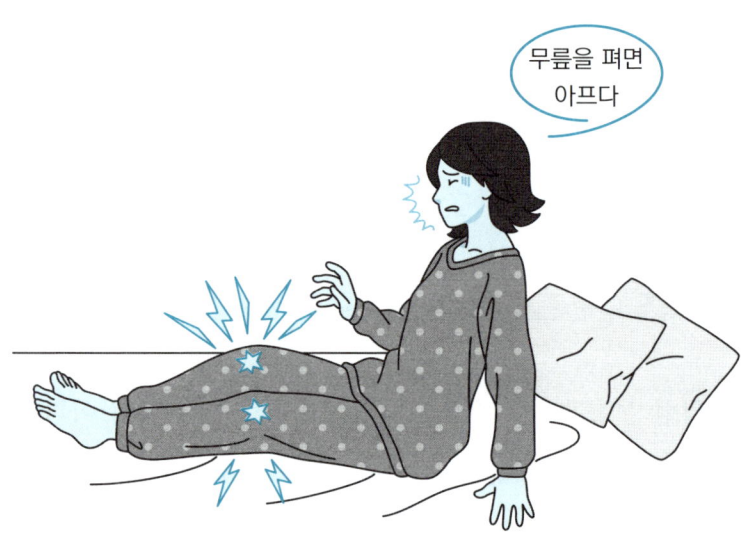

잠자리에 누워 있는 밤중에 무릎 통증이 있는 것은 무릎이 펴지지 않게 되는 전조 증상. 누워 있을 때 무릎에 통증이 있는 사람은 특히 무릎을 곧게 펴는 훈련을 해야 한다.

러운 것이다.

그런 까닭에 무릎을 펴지 않고 그냥 내버려두면 구부러진 상태로 굳어버린다. 그렇게 되면 무릎을 억지로 펴려고 할 때 통증이 생긴다.

그래서 밤에 잠자리에 누워 있을 때에 무릎이 아픈 사람은 무엇보다 무릎을 펴는 훈련이 필요하다.

무릎을 곧게 펴기 위해서는 대퇴사두근을 단련해야 한다. 대퇴사두근을 단련하는 대표적인 근력 트레이닝은 처음에 소개한 의자에 앉아서 다리를 들어 올리는 근육 운동이다. 52쪽 그림 2-3 참조 그러나 한밤중에 무릎이 아픈 사람은 그것만으로는 충분하지 않다. 게다가 근력 트레이닝의 가장 큰 문제점은 꾸준히 실천하기 어렵다는 사실이다.

근력 트레이닝은 약물과 달리 며칠 만에 즉각적으로 효과가 나타나지 않는다. 특히 고령자는 근력이 생길 때까지 시간이 걸린다. 단조롭고 효과를 곧바로 실감할 수 없는 근력 트레이닝은 상당히 강한 의지를 가진 사람이 아니라면 동기(의욕)를 유지하기 어렵다.

실제로 필자의 연구에서도 의자에 앉아 무릎을 편 채 다리를 들어 올리는 근력 트레이닝59쪽 그림 2-6을 지도받은 변형성 무릎관절증 환자 중에서 1년 뒤에도 지도받은 대로 꾸준히 운동하는 사람은 3분의 1 미만에 그쳤다.

그렇다면 어떻게 하면 근력 트레이닝을 오래도록 이어갈 수 있을까? 그 방법 중 하나가 정기적으로 근력을 측정해서 근력이 향상되고 있다는 것을 실감하는 것이다.

특히 변형성 무릎관절증 환자는 무릎을 펴는 근력이 얼마인지 정기적으로 측정하는 것이 중요하다.

여기서 필자가 고안한 방법이 가정용 체중계를 이용하는 것이다. 침대에 윗몸만 일으키고 앉아서 무릎을 펴는 근력을 측정하면서 근력 트레이닝을 실시한다.

먼저 두루마리 화장지가 찌그러지지 않도록 심지 안을 단단한 것으로 채운 후 가정용 체중계 위에 얹는다. 그리고 다리를 뻗어 무릎 뒤쪽이 두루마리 화장지 위에 오도록 올리고 5초간 힘껏 눌러 최대 수치를 기록한다.

이것은 무릎을 펴는 근력을 측정하는 것으로, 최대 근력을 측정할 때 엉덩이가 들리지 않도록 주의하면서 발목은 아래쪽으로 늘린다. 발목을 아래쪽으로 늘리는 것은 그 동작이 도약할 때와 비슷한 상태가 되기 때문이다.

그 상태에서 최대 근력의 80%가 되도록 체중계의 눈금을 보면서 두루마리 화장지를 여러 차례 누른다. 80%로 하는 것은 **근력 트레이닝은 최대 근력의 75~80% 힘으로 1종목당 2~3세트, 1주에 2~3회 실시하는 것이 가장 효과적이기 때문이다.**

예를 들어 최대 근력이 16.5kg인 경우에 힘을 주는 목표는 16.5×0.8(80%)=13.2kg이 된다. 그림 2-11

최대 근력의 80%라는 감각을 몸으로 기억한다. 이 감각을 기억하면 매번 체중계를 이용할 필요가 없다. **무릎 아래에 베개나 수건을 말아 넣고 80%의 힘으로 1세트 30회 누른다. 이것을 1일 2~3세트(예컨대 아침, 저녁, 잠자기 전 등), 주 3~4일을 꾸준히 실시한다.** 그림 2-12

이 트레이닝을 꾸준히 하면 저절로 최대 근력이 향상되는데, 1개월에 한 번은 체중계를 사용하여 최대 근력을 다시 측정하고 그 80%의 근력을 감각으로 새로이 기억한다. 최대 근력이 향상되는 것은 마치 통장에 저축액이 불어나는 것 같아서 근력 트레이닝이 즐거워진다.

또한 **근력 트레이닝은 밤에 잠자기 전 실시할 것을 권한다.** 왜냐하면, 그 시간에 근력 트레이닝을 실시하면 잠을 자

### 그림 2-11 가정용 체중계를 이용하여 최대 근력 측정하기

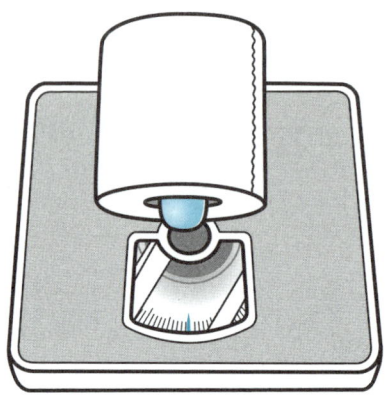

두루마리 화장지가 찌그러지지 않도록 심지 안을 단단한 것으로 채운 후 가정용 체중계 위에 얹는다.

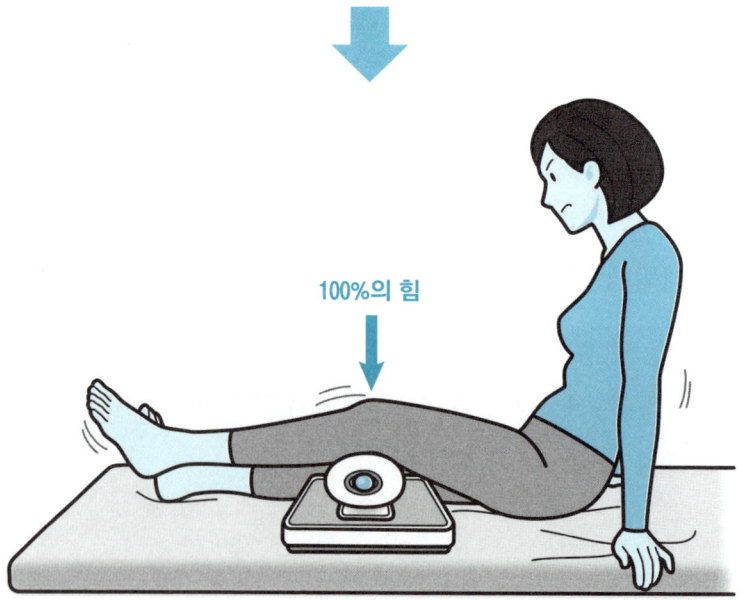

엉덩이가 들리지 않도록 주의하며 무릎을 펴서 무릎 뒤쪽으로 두루마리 화장지를 힘껏 누른다.

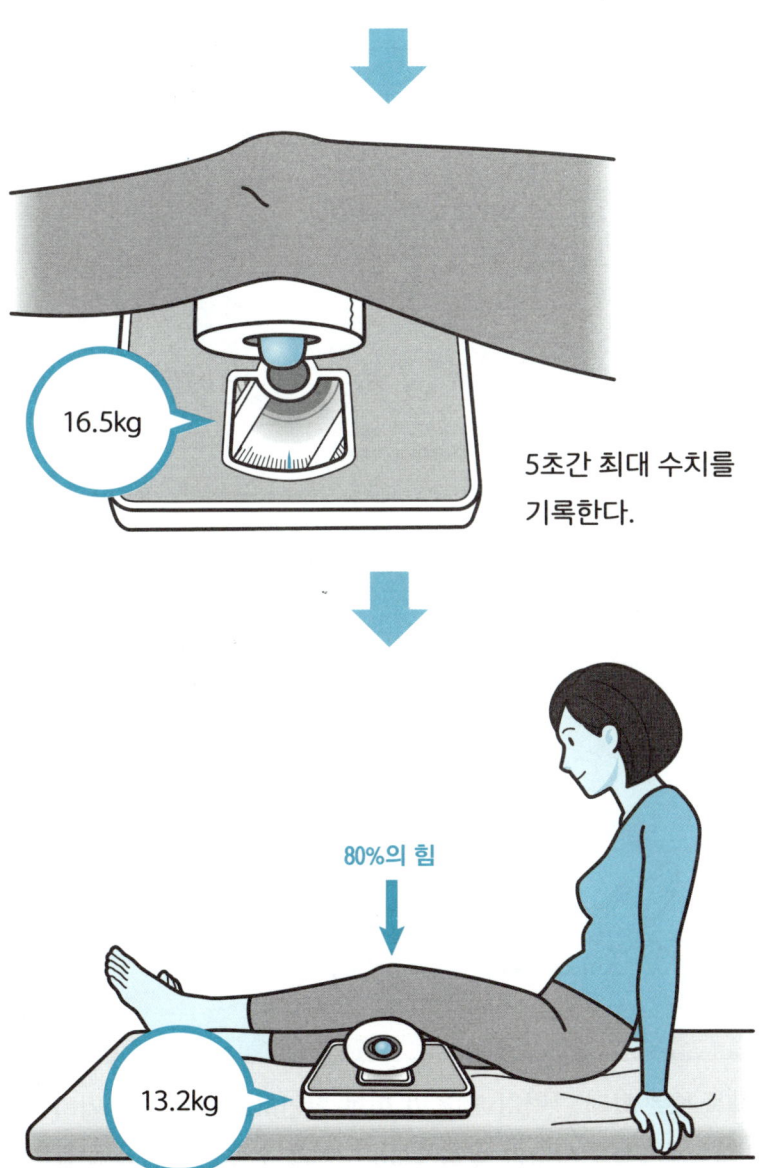

## 그림 2-12 최대 근력의 80% 힘으로 무릎 펴기 트레이닝

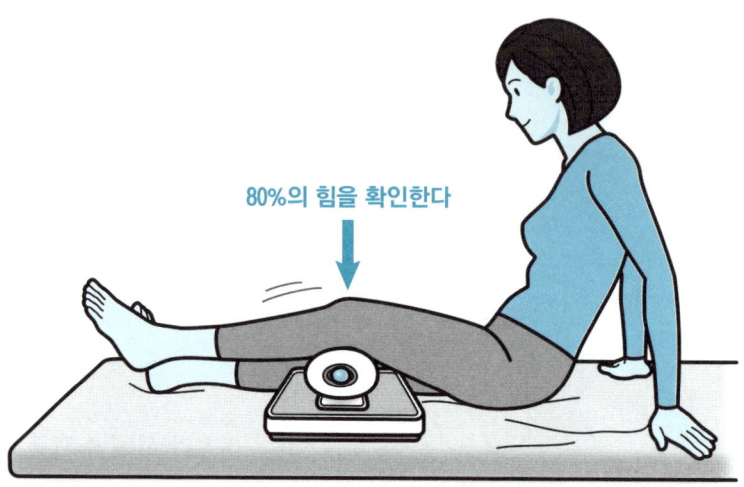

80%의 힘을 확인한다

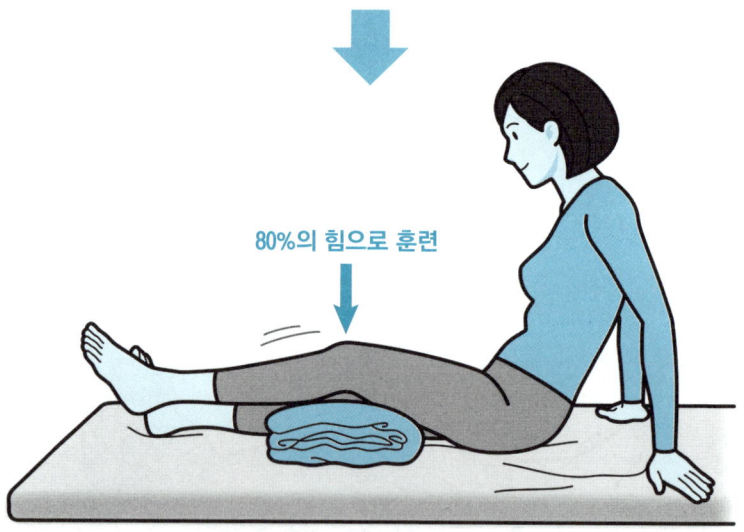

80%의 힘으로 훈련

체중계로 최대 근력의 80%의 힘을 확인하고 감각으로 익히면 매번 체중계를 사용할 필요가 없다. 베개나 수건을 둥글게 말아 무릎 아래에 두고 1세트 30회로 1일 2~3세트(아침, 저녁, 잠자기 전 등), 주에 3~4일 꾸준히 실시한다.

는 동안에 성장 호르몬이 분비되어 근력이 더욱 증대되기 때문이다. 단단한 방석이 있다면 그 위에서 실시해도 좋다.

이 근력 트레이닝의 효과를 확인하기 위해서 필자는 변형성 무릎관절증 환자 51명을 체중계를 이용한 근력 트레이닝을 '지도받은 그룹'(26명)과 '지도받지 않은 그룹'(25명)으로 나누고 4주 뒤에 그 결과를 비교하는 연구를 실시했다. 두 그룹 모든 사람에게 공통적인 치료로서 히알루론산 관절내 주사를 했다.

그 결과, '지도받지 않은 그룹'에서는 치료가 이루어지기 전 '밤에 잠자리에 누우면 무릎이 아프다'고 답했던 18명 중 치료를 마친 뒤에 '통증이 사라졌다'고 답한 것은 8명(44%)뿐이었다.

이에 대하여 '지도받은 그룹'에서는 치료하기 전에 아프다고 답한 17명 중 14명(82%)이 치료를 마친 뒤에 '통증이 사라졌다'고 답했다. 통계학적으로도 '지도받은 그룹'이 '지도받지 않은 그룹'보다 증상이 현저히 개선되었다.

두루마리 화장지나 수건을 무릎 아래에 두고 누르는 근력 트레이닝을 꾸준히 하면 대퇴사두근이 단련될 뿐 아니라 무

**릎이 굽은 채 굳어버리는 것을 방지할 수도 있다.**

무릎을 펴고 잠을 잘 수 있게 되면 한밤중에 무릎 통증으로 고통받는 일도 줄어들 것이다. 침대나 이부자리에 누웠을 때 무릎이 아픈 사람은 근력 수치가 향상되도록 이 트레이닝을 꾸준히 하자.

# 의자에서 일어설 때 아프다면
# '안짱다리 코너 스쿼트'

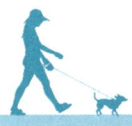

　마지막으로, '의자에서 일어설 때 무릎이 아프다'고 말하는 사람에게 알맞은 트레이닝을 설명한다.

　이때 기능하는 근육은 허벅지 앞쪽 근육인 '대퇴사두근'과 허벅지 뒤쪽 근육인 '햄스트링'이다. 의자에서 일어설 때에는 이들 두 개의 근육이 몸의 자세를 안정시키기 때문에 무릎이 조금 굽은 위치에서 굳어진다.

　그런데 **대퇴사두근과 햄스트링이 약해져 있으면 무릎을 안정시킬 수 없다. 그 때문에 의자에서 일어설 때 통증이 생기는 것이다.**

이 두 개의 근육을 단련하는 데 적합한 근력 트레이닝이 '스쿼트'이다. 단, 변형성 무릎관절증 환자가 무릎을 최대한 구부리고 엉덩이를 내리는 동작의 본격적인 스쿼트를 하면 무릎에 지나친 부하가 가해져 증상은 더욱 악화된다.

그것을 막기 위해 무릎이 좋지 않은 환자에게는 엉덩이를 벽 모서리에 기대면서 무릎을 많이 구부리지 않는 '코너 스쿼트'를 권한다.

실제로, 두 다리를 각각 벽에 대고 다리를 벌린 채 엉덩이로 벽을 밀면서 하는 코너 스쿼트가 변형성 무릎관절증 환자에게 좋다는 연구 결과가 있다.

다만 필자의 연구에서 변형성 무릎관절증 환자는 오(O)다리의 불안정성을 보완하기 위해 다리를 바깥쪽으로 벌리고 걷는 버릇이 있다는 사실을 밝혔다.

그 때문에 다리를 바깥쪽으로 벌리는 코너 스쿼트를 계속하다 보면, 그 버릇이 굳어질 우려가 있어 추천하지 않는다.

그래서 필자는 **변형성 무릎관절증 환자에게는 발끝을 안쪽으로 향하는 '안짱다리 코너 스쿼트'를 실시하도록 지도하고 있다.** 안짱다리 코너 스쿼트의 방법은 다음과 같다. 그림 2-13

❶ 다리를 안짱다리로 하고 등을 벽에 기댄다.
❷ 벽에 등을 댄 채로 천천히 무릎을 구부리고 5초를 센다.
❸ 한 번에 5회. 처음에는 1일 3세트(아침에 일어나자마자, 점심식사 후, 잠자기 전)를 실시한다.
❹ 익숙해지면 아침식사 후와 저녁식사 후에도 추가로 실시하여 1일 5세트를 한다. 깜박 잊고 걸렀다면 생각났을 때 실시하여 1일 총 15회 이상이 되도록 한다.

이 효과를 검증하기 위해서 필자는 변형성 무릎관절증 환자 54명을 안짱다리 코너 스쿼트를 '지도받은 그룹'(27명)과 '지도받지 않은 그룹'(27명)으로 나누고 결과를 비교했다.

두 그룹에는 공통적인 치료로서 히알루론산 관절내 주사를 1주에 5회 처방했다. 그리고 '리키네 박사의 질문표'의 10가지 동작에서 통증을 느꼈던 사람의 치료 전후 4주간의 변화를 조사했다.

그 결과 '누워 있을 때', '잠에서 깼을 때', '30분 이상 서 있을 때', '걷기 시작할 때' 등의 9가지 동작에 대해서는 안짱다리 코너 스쿼트를 '지도받은 그룹'과 '지도받지 않은 그룹' 사이에 통증의 개선 효과는 별 차이가 없었다.

그러나 '의자에서 일어설 때'의 통증에 대해서는 안짱다리

## 그림 2-13 안짱다리 코너 스쿼트

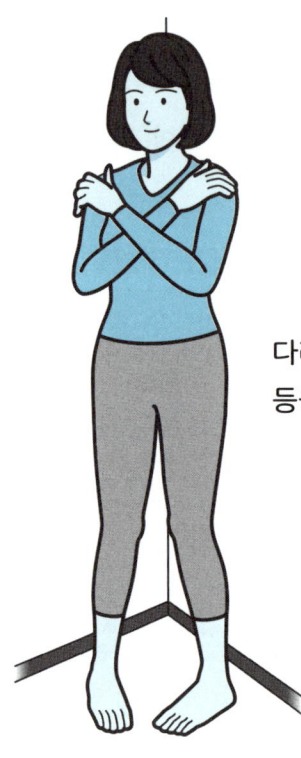

다리를 안짱다리로 하고 등을 벽에 기댄다.

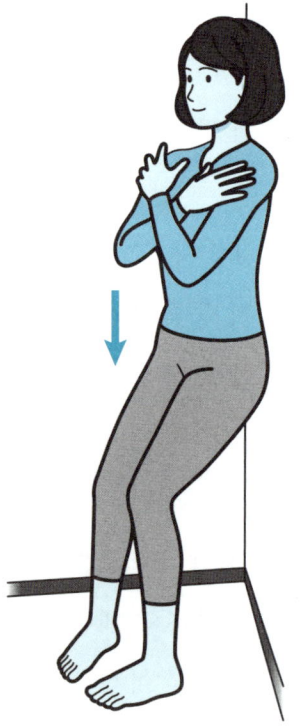

벽에 등을 기댄 채로 천천히 무릎을 굽히고 5초를 센다.
1세트 5회. 처음에는 1일 3세트를 목표로 한다. 익숙해지면 1일 5세트로 늘린다. 깜빡 잊었다면 생각났을 때 실시하여 합계 1일 15회 이상이 되도록 한다.

코너 스쿼트를 '지도받지 않은 그룹'에서는 32%밖에 개선되지 않았지만, '지도받은 그룹'에서는 72%가 '통증이 사라졌다'고 답했다.

이처럼 발끝을 안쪽으로 향하고 실시하는 안짱다리 코너 스쿼트는 '의자에서 일어설 때'에 무릎이 아픈 사람에게 안성맞춤인 근력 트레이닝이다.

변형성 무릎관절증은 어느 근육이 약해졌느냐에 따라 어느 때 통증이 일어나는지 다르다. 그러므로 증상에 따라 실시하는 근력 트레이닝을 달리할 필요가 있다.

이들 무릎 트레이닝 가운데 여러분의 무릎 증상에 맞는 것을 선택하여 꾸준히 실시하자. 천연 무릎보호대인 근육만이 당신의 무릎을 지켜줄 것이다.

## 나이가 들어도 '다리 근육'을 단련할 수 있다

'노화는 다리부터!'라는 말이 있다. 왜냐하면 다리 근육은 나이가 들면서 급속히 약해지기 때문이다.

30세의 근력을 100%라고 하면 60세 때 팔꿈치를 굽히는 힘은 평균 67%로, 70세가 되면 60%로 낮아진다.

그런데 무릎을 쭉 펴는 힘은 60세에 55%, 70세에는 절반 이하인 40%가 된다. 또한 고관절을 구부리는 힘도 60세에 60%, 70세에는 40%로 떨어진다.

이처럼 상반신에 비하여 하반신의 근력 저하는 매우 뚜렷하게 나타난다는 사실을 알 수 있다.

하반신 근력이 약해지면 무릎이 쉽게 손상될 뿐 아니라 생각처럼 잘 걸을 수 없게 된다. 따라서 100세까지 자신의 다리로 걷기 위해서라도 하반신 근육을 단련해야 한다.

'말은 그렇게 해도, 나이 먹고서 트레이닝을 한다고 정말 근육이 생기겠어?'

그런 생각을 하는 독자도 있을지 모른다.

그러나 재택 돌봄을 받고 있는 96세 이상의 환자 10명에게 하반신의 근력 트레이닝을 지도한 연구에서 허벅지 근육(대퇴사두근)의 단면적은 평균 14.5%, 무릎을 펴는 근육은 평균 17.4%나 증가했다.

COLUMN

　또한 변형성 무릎관절증의 경우에도 변형성 고관절증에서 일상생활을 곤란하게 하는 데 가장 관계 깊은 것은 X선 사진으로 보이는 중증도가 아니라 하반신 근육이라는 연구 결과도 있다.
　사실, **산악지대에서 농사를 짓는 나이 든 분들 중에는 무릎이나 고관절이 변형되었어도 하반신 근력이 강해서 전혀 아프지 않다고 말하는 사람도 적지 않다.**

　한편 전철이나 자동차로 이동하는 일이 잦은 도시에서는 관절의 변형이 거의 없음에도 불구하고 무릎이나 고관절에 극심한 통증을 호소하는 사람이 자주 병원에 온다. 그 통증의 원인은 하반신 근육이 약해졌다는 데 있다.

　무릎관절의 변형은 통증의 원인이 되지만 근육을 단련하면 얼마든지 극복할 수 있다. 게다가 **몇 살이 되었든 하반신 근육은 단련할 수 있다.**
　따라서 나이를 먹었다고 포기해서는 안 된다. 고령자는 다리와 허리를 다치지 않도록 주의하면서, 무리하지 않는 범위 내에서 하반신의 근력 트레이닝을 꾸준히 실시하자. 틀림없이 근력이 향상되는 것을 실감할 수 있을 것이다.

# 2장
### 요점정리

1. 하반신의 4개의 큰 근육(무릎을 펴는 대퇴사두근, 고관절을 옆으로 움직이는 외전근과 내전근, 다리를 들어 올리는 장요근, 무릎을 구부리는 햄스트링)을 단련하자.

2. 계단을 내려갈 때 무릎이 아픈 사람은 다리를 벌리고 멈추는 근력 트레이닝으로 외전근과 내전근을 단련하자.

3. 30분 동안 계속 서 있을 때 무릎이 아픈 사람은 수평 제자리걷기로 장요근을 단련하자.

4. 누워 있을 때 무릎이 아픈 사람은 베개 누르기 트레이닝으로 대퇴사두근을 단련하자.

5. 의자에서 일어설 때 무릎이 아픈 사람은 발끝을 안쪽으로 향한 안짱다리 상태에서 스쿼트를 실시하며 햄스트링을 단련하자.

# 3장

## 무릎을 지키는 **식습관과 다이어트 방법**

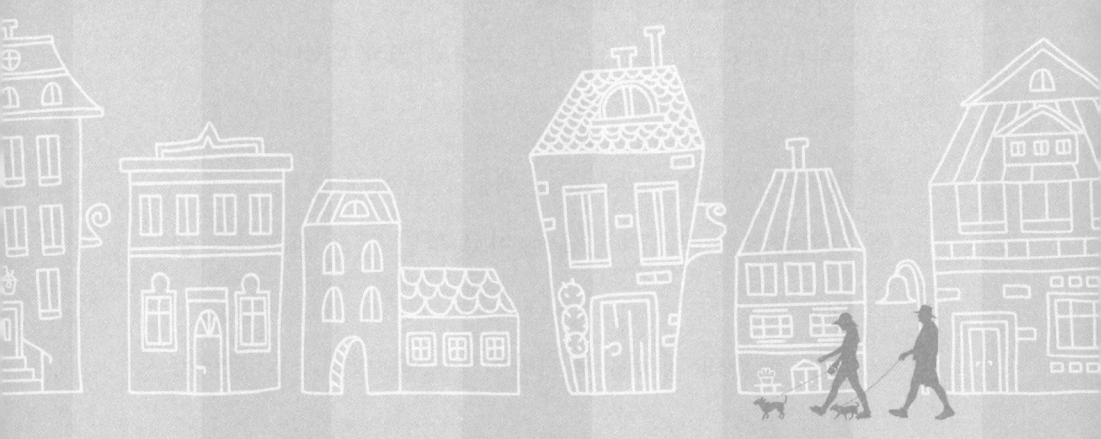

# 뼈를 만드는 **비타민 K**가 풍부한 **낫토**

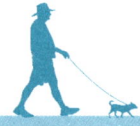

필자는 병원을 찾은 환자들에게 '무릎에 좋은 음식은 무엇인가?'라는 질문을 자주 받는다.

결론부터 말하면, 필자는 그 질문에 이렇게 답한다.

❶ 낫토는 연골을 지탱해주는 뼈를 튼튼하게 한다.
❷ 닭가슴살은 근육의 힘을 높이고 깎인 연골 찌꺼기를 없애준다.
❸ 병적 혈관의 생성을 억제하여 염증을 막아주는 브로콜리도 좋다.

그 구체적인 이유를 설명하면 다음과 같다.

먼저 낫토에 대하여 알아보자. 뼈를 튼튼하게 만드는 데 칼슘이 필요하다는 사실은 많은 사람들이 알고 있을 것이다. 칼슘은 우유나 치즈 같은 유제품이나 새우, 생선 등의 어패류, 그리고 두부, 유부 등의 콩제품에 많이 들어 있다.

콩제품인 낫토에도 칼슘이 많이 들어 있으므로, 무릎을 지키기 위해서라도 이렇게 뼈를 튼튼하게 만들어주는 식품을 의식적으로 먹는 것이 좋다.

낫토가 뼈에 좋은 이유는 그뿐만이 아니다. 사실 낫토에 특히 풍부하게 함유되어 있는 비타민 K는 뼈를 만드는 데 중요한 역할을 맡고 있다.

비타민 K는 칼슘을 뼈에 붙이는 작용을 하는 단백질(오스테오칼신)을 합성하는 데 없어서는 안 되는 물질이다. 따라서 칼슘도 비타민 K도 풍부하게 들어 있는 낫토는 뼈를 튼튼하게 하는 데 이상적인 식품이라고 할 수 있다.

그리고 이것이 뼈뿐 아니라 무릎에 좋은 작용을 한다는 데이터도 있다. 일본에서 이루어진 어느 연구에 의하면, 비타민 K를 충분히 섭취한 사람들은 그다지 섭취하지 않은 사람들에 비하여 X선 검사에서 변형성 무릎관절증이 중증으로 진행되는 사람의 비율이 낮았다고 한다.

연골을 지탱하는 뼈를 튼튼하게 만들어주면 무릎관절의 변형을 억제할 가능성이 있는 것이다. 일본의 관서지방에 사는 사람 중에는 낫토를 싫어하는 사람이 꽤 많은데, 섭취하는 것을 꺼리지 말고 적극적으로 먹어보길 바란다.

단, 비타민 K는 혈액을 깨끗하게 하는 작용도 한다. 혈액이 굳지 않게 하는 '와파린'이라는 항응고제를 복용하는 사람이 낫토를 과잉 섭취하면 출혈이 멎지 않을 수 있으므로 주의한다.

# 근육의 지구력을 높여주는
# 닭가슴살

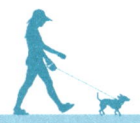

　다음으로 추천할 만한 것이 닭가슴살이다. 닭가슴살에는 근육을 만드는 데 필수적인 단백질이 풍부하고 지방이 적을 뿐만 아니라 '카르노신(Carnosine)'이라는 성분이 다량으로 들어 있기 때문이다.

　2장에서 상세히 설명했듯이 무릎을 지키기 위해서는 하반신의 근력 트레이닝을 빠뜨릴 수 없다. 카르노신에는 근육의 지구력을 높이는 작용이 있어, 닭가슴살은 근력 트레이닝에 안성맞춤인 식품이다.

　근력 트레이닝이나 단거리달리기를 할 때, 우리 몸은 산소를 많이 사용하지 않고 근육에 쌓아두었던 글리코겐(당질)을 분해하여 에너지를 만든다. 이 같은 운동을 '무산소운동'이라고 한다.

걷기나 조깅처럼 지방을 산소로 연소시켜 에너지를 얻는 '유산소운동'에 대하여 무산소운동은 근육량을 늘리는 데 적합한 운동이다.

단, 무산소운동은 에너지를 생성하는 과정에서 노폐물인 '젖산'이 근육에 쌓인다. 그 때문에 몸이 산성화되어 근육의 수축력이 약해지고 피로해진다. 근육이 피로해지면 근력 트레이닝을 계속할 수 없다.

그러나 닭가슴살을 먹으면 카르노신이 산성화된 근육을 중화시켜 운동을 계속할 수 있게 되고 피로도 쉽게 느껴지지 않는다.

실제로 동물실험에서 쥐를 장시간 헤엄치게 한 뒤에 카르노신을 투여한 경우와 그러지 않은 경우를 비교한 연구가 있다. 그 연구에 의하면, 카르노신을 투여한 쥐는 피로를 회복했고 투여하지 않은 쥐에 비해 오랜 시간 헤엄칠 수 있었다고 한다.

그뿐만이 아니다. 카르노신에는 세포 안에 생긴 불필요한 단백질을 자기 스스로 소화하여 필요한 단백질로 만들기 위해 재활용하는 '자가소화작용(autophagy)'을 활성화하는 작용도 있다.

자가소화작용은 무릎 안에서도 일어난다. 예컨대 무릎 연골이 깎이면 그 찌꺼기가 관절 안에 쌓인다. 그것이 증가하면 통증의 원인이 될 가능성이 있는데, 자가소화작용에 의해 연골 찌꺼기가 깨끗하게 치워진다.

이 같은 자가소화작용이 약해지면 무릎에도 나쁜 영향이 미칠 가능성이 있다. 또한 불필요한 단백질이 세포에 쌓이면 나이가 들면서 나쁜 영향을 끼쳐 알츠하이머병이나 암에 걸릴 위험성이 높아진다.

따라서 이 같은 질병을 예방하기 위해서라도 카르노신이 다량으로 함유되어 있는 닭가슴살을 의식적으로 섭취하여 근육이나 무릎의 젊음을 최대한 유지하는 것이 중요하다.

# 무릎의 염증을 억제하는
## 브로콜리

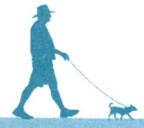

　세 번째로 추천하는 식품은 브로콜리이다. 왜냐하면 **건강하지 못한 병적 혈관이 만들어지는 것을 방지해주는 '설포라판(Sulforaphane)'이 풍부하게 들어 있기 때문이다.**

　나이가 들면 벽이 얇고 무른 미세혈관이 몸 안에 많이 생긴다. 이것을 의학적으로 '병적 신생혈관'이라고 한다.

　**이 병적 신생혈관이 실제로 변형성 무릎관절증 환자에게 나쁜 영향을 미친다. 혈액 속에서 염증을 일으키는 물질이 병적 혈관의 얇은 벽을 통해 스며 나와 염증을 부추기기 때문이다.** 마치 불량 석유 파이프에서 석유가 새어나와 큰 폭발을 일으키는 것처럼 말이다.

이 병적 신생혈관의 형성을 막아주는 것이 십자화과 채소(브로콜리, 배추, 무, 양배추, 콜리플라워, 케일, 유채, 방울양배추 등)에 많은 설포라판이다. 특히 브로콜리의 새싹에는 설포라판이 다량 함유되어 있다. 따라서 변형성 무릎관절증 환자에게 브로콜리를 의식적으로 섭취하는 것이 좋다고 말해왔던 것이다.

# 무릎이 아픈 사람은
# **닭고기**를 싫어한다?

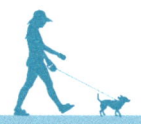

　이처럼 무릎을 건강하게 지키기 위해서 반드시 적극적으로 섭취해야 하는 몇 가지 식품이 있다. 필자도 많은 환자들에게 낫토, 닭가슴살, 브로콜리 등 십자화과 채소의 좋은 점을 강조해왔다.

　그런데 필자가 실시한 연구에서 충격적인 결과가 나왔다. **무릎이 아픈 사람은 같은 또래의 무릎이 아프지 않은 사람에 비하여 닭고기를 싫어하는 사람이 월등히 많았다.**

　구체적으로 말하면, 무릎이 아픈 환자 104명과 무릎이 아프지 않은 사람 98명에게 '싫어하는 음식은 무엇인가?'라고

## 그림 3-1 '싫어하는 음식'의 순위

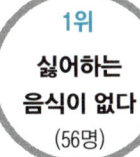

무릎이 아픈 사람 중에서 **26.9%**
무릎이 아프지 않은 사람 중에서 **28.6%**

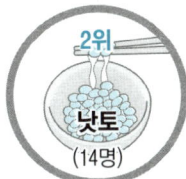

무릎이 아픈 사람 중에서 **4.8%**
무릎이 아프지 않은 사람 중에서 **9.2%**

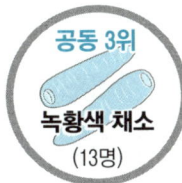

무릎이 아픈 사람 중에서 **8.6%**
무릎이 아프지 않은 사람 중에서 **4.1%**

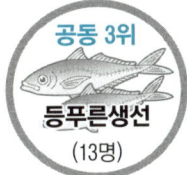

무릎이 아픈 사람 중에서 **7.7%**
무릎이 아프지 않은 사람 중에서 **5.1%**

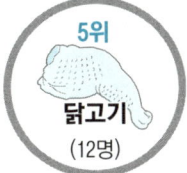

무릎이 아픈 사람에 많다.
무릎이 아픈 사람 중에서 **9.6%**
무릎이 아프지 않은 사람 중에서 **2.0%**

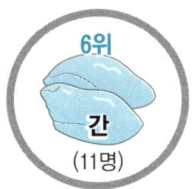

무릎이 아픈 사람 중에서 **3.8%**
무릎이 아프지 않은 사람 중에서 **7.1%**

질문했다(두 그룹의 연령 및 남녀 비율은 같다).

그 결과, 가장 많은 사람이 답한 것이 56명이 답한 '싫어하는 음식은 없다'는 것이었다. 그 다음으로 많았던 것은 14명이 답한 '낫토'였다. 역시 관서지방에 사는 사람 중에는 낫토를 싫어하는 사람이 많은 것 같다.

한편 '닭고기가 싫다'고 답한 사람은 12명으로, 전체 5위였다. 그러나 그 내용을 자세히 살펴보면, 무릎 통증이 없는 사람 98명 중 불과 2명(약 2%)만이 닭고기를 싫어한 것에 비해, 무릎이 아픈 사람은 104명 중 10명(약 9.6%)이나 싫어했다. 이것은 통계학적으로도 명백한 차이가 있음을 알 수 있는 결과였다. 그림 3-1

# 낫토가 싫다면
# **시금치**는 어떨까

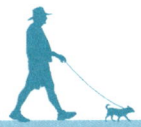

나아가 필자는 '무릎 통증을 완화시켜주는' 영양 성분이 다량 함유된 10종의 식품(낫토, 시금치, 브로콜리, 닭가슴살, 당근, 정어리, 돼지간, 굴, 우유, 마늘)에 대한 기호를 10단계(매우 좋다 0점, 매우 싫다 9점)로 채점하여 무릎이 아픈 사람과 아프지 않은 사람의 평균점수를 비교했다.

그 결과 싫어하는 정도가 높았던 것은 1위가 돼지간(평균 5.7점), 2위가 굴(평균 3.9점), 3위가 낫토(평균 3.8점)였다. 낫토는 앞선 '싫어하는 음식 순위'에서도 2위였기 때문에 무릎에는 좋지만 꺼리는 식품이라는 것을 알 수 있었다.

그래서 필자는 '낫토가 싫다'고 말하는 사람에게 대신 시금

## 그림 3-2 무릎에 좋은 10가지 식품을 싫어하는 정도

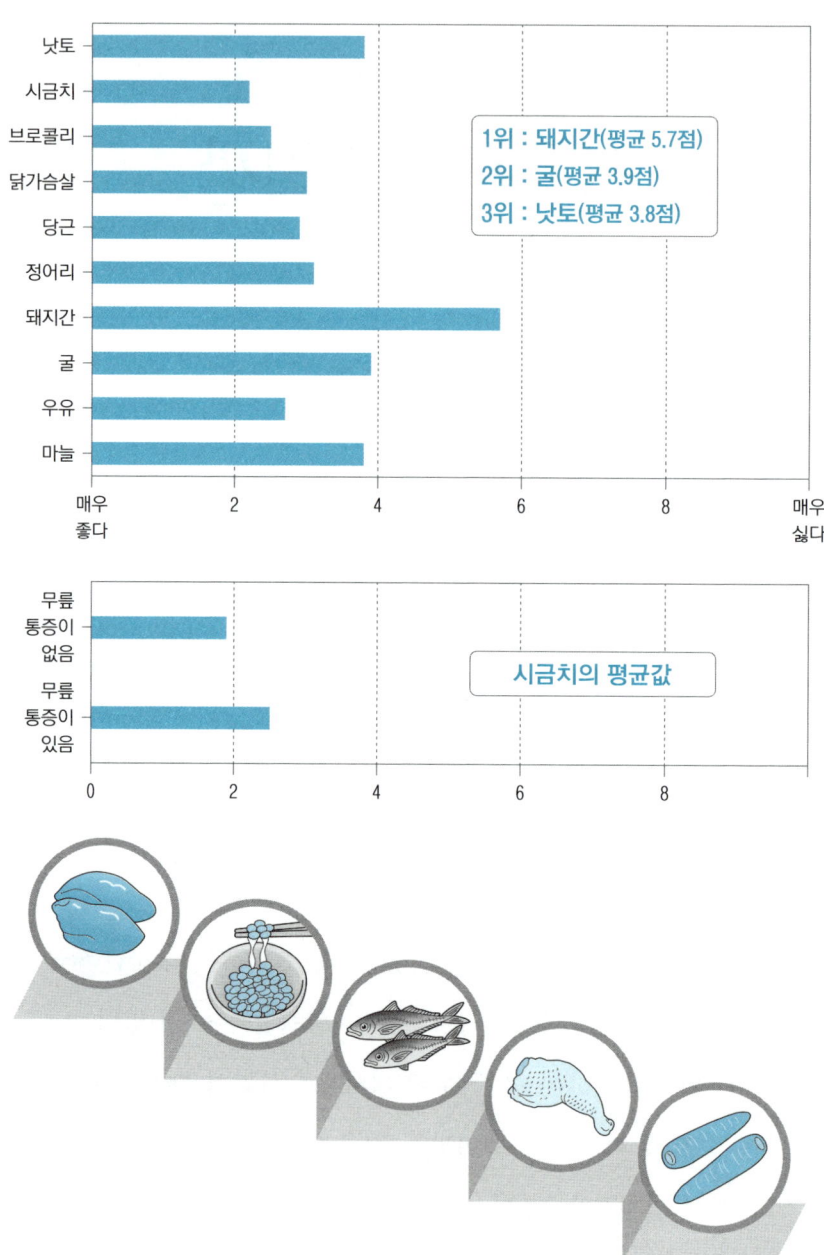

1위 : 돼지간(평균 5.7점)
2위 : 굴(평균 3.9점)
3위 : 낫토(평균 3.8점)

시금치의 평균값

치를 권하고 있다. 낫토에 풍부하게 들어 있는 비타민 K는 시금치처럼 짙은 녹색채소에도 다량 함유되어 있기 때문이다. 게다가 시금치에 포함된 철분에는 통증을 완화해주는 작용이 있다는 보고도 있다.

그런데 필자의 연구에서 또 다른 충격적인 결과가 있었다. 시금치를 싫어한다고 답한 무릎 통증이 없는 사람 98명의 평균은 1.9점이었던 것에 비하여 무릎 통증이 있는 사람 104명의 평균은 2.5점으로 명백히 높았다. 그림 3-2

역시 무릎이 아픈 사람들은 낫토, 닭가슴살, 시금치 등 무릎에 좋은 식품을 꺼리는 경향이 있었다. 무릎 통증을 예방하고 개선하기 위해서라도 여러 가지 조리법을 궁리하여 무릎에 좋은 식품을 평소에 식사로 섭취하자.

# **연골 성분**을 섭취해도 연골이 재생되지는 않는다

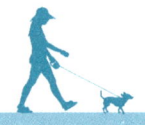

　무릎통을 예방하고자 하는 사람 중에는, 연골 성분을 보충할 목적으로 '글루코사민', '콜라겐', '콘드로이틴', '히알루론산' 같은 건강보조식품을 먹는 사람이 있을지도 모른다.
　하지만 많은 연구에서 이들의 효과는 의문시되고 있다. 글루코사민이나 콜라겐을 먹어도 위장에서 분해되어 그들의 성분이 그대로 무릎 연골에 도달할 리가 없기 때문이다.

　예컨대 머리카락을 먹어도 머리숱은 증가하지 않는다. 왜냐하면 인간은 섭취한 성분을 그대로 자신의 몸에 사용하는 것이 아니라 일단 분해하여 필요한 영양소만을 흡수하고 그것을 재합성해서 필요한 성분을 만들기 때문이다.

머리카락을 먹고서 머리카락이 난다면 머리숱이 적은 사람들은 기꺼이 머리카락을 먹을 것이다. 하지만 그런 일은 일어나지 않는다. 그와 마찬가지로, **연골 성분을 먹는다고 해서 그만큼 자신의 무릎 연골이 재생되는 것은 아니다.**

그럼에도 불구하고 그다지 알려지지 않은 건강식품회사뿐 아니라 사회적으로 믿을 만한 유명 식품회사나 제약회사도 글루코사민이나 콘드로이틴을 판매하고 있다.

그것을 복용하는 사람이 등장해서 '계단을 오르내리는 것이 편해졌다'는 체험담을 말하는 모습을 매일 TV 광고로 보여주며 마치 무릎통에 좋은 것인 양 선전하고 있다.

그런데 광고를 주의 깊게 보면, 건강보조식품 광고에서는 결코 '무릎통에 효과적'이라는 말을 하지 않는다. 일부 의약품으로서 허가된 것을 제외하고, 건강보조식품은 어디까지나 '식품'이지 '약'이 아니므로 그 효능이나 효과를 선전할 수 없기 때문이다.

# 건강보조식품의 효과는 24명 중 1명뿐

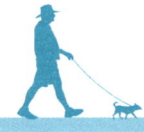

　필자는 글루코사민이 어느 정도 효과가 있는지를 확인하는 연구를 수행했다.

　변형성 무릎관절증 환자 220명에게 '무릎통을 위한 건강보조식품을 먹은 적이 있는가? 그 효과는 어땠는가?'라는 질문을 했다. 이전에 먹은 적이 있는 93명과 지금도 먹고 있는 26명을 합하면 한 번이라도 건강보조식품을 먹어본 사람은 119명이었다. 그리고 이 119명 중에서 '효과가 있었다'고 답한 사람은 단 5명뿐이었다. 결국 **효과를 본 사람의 비율은 119÷5로 약 24(23.8)명에 1명밖에 효과가 없었다**는 결과가 나왔다.

## 그림 3-3 글루코사민의 효과는?

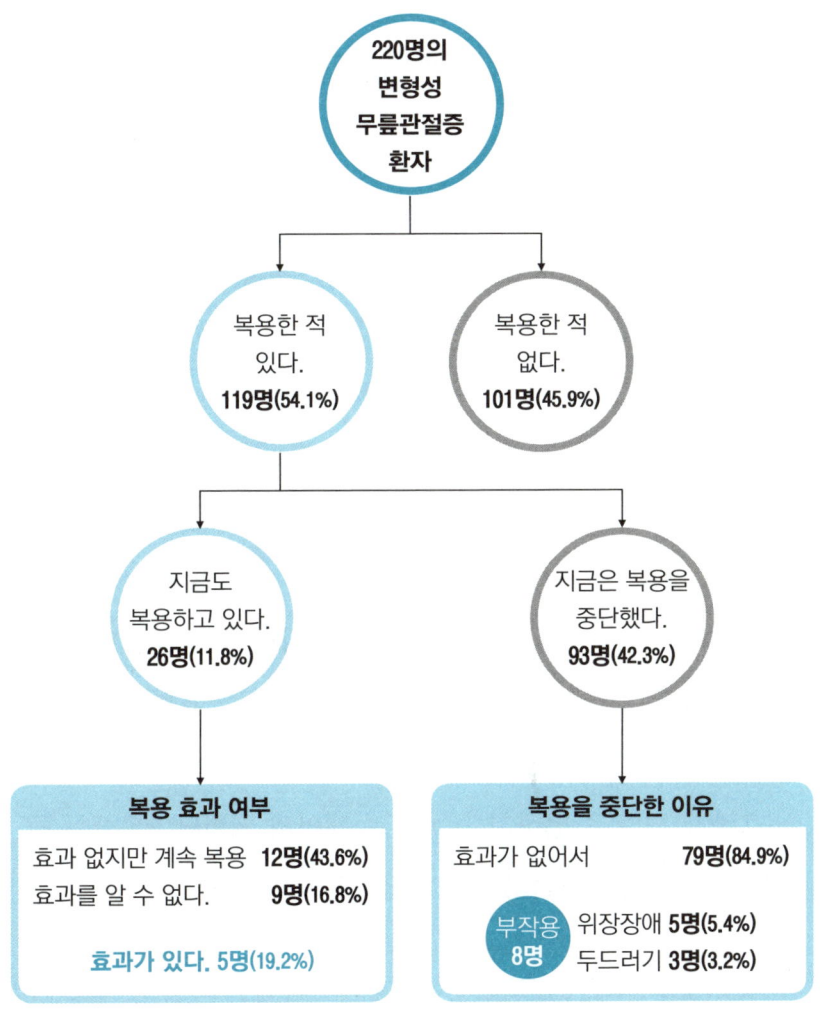

효과를 본 사람의 비율 : 119명÷5명=23.8명 중 1명만 효과가 있다.
효과를 본 사람 5명보다 부작용을 일으킨 사람이 8명으로 많다.

한편 부작용이 있어 복용을 중단했다고 답한 사람은 총 8명(설사나 구토 5명, 두드러기 3명)이었다. 즉, 효과를 봤다고 답한 5명보다 많았다.

24명이 먹고 단 1명만이 효과를 얻었다고 해도 효과를 본 사람이 있었다는 것은 분명하다.

단, 그것은 어디까지나 '개인적인 감상'일 뿐이며 진짜 효과가 있었는지는 많은 사람을 대상으로 하는 임상시험에서 확인하는 수밖에 없다.

그럼에도 **불구하고 선전 문구에서는 거짓인지 참인지 알 수 없는 '효과를 봤다'는 사람의 체험담만을 보여주고 '효과가 없었다'는 사람의 이야기는 아예 들려주지 않는다.**

필자가 〈들어가는 글〉에서 언급했던 것처럼, 어떤 것에 '효과가 있다'고 말하기 위해서는 개인의 체험담만으로는 근거가 부족하며 어디까지나 데이터의 축적이 필요하다.

## 미국에서 불어온 글루코사민 붐

글루코사민은 연골이나 인대, 손톱·발톱 등을 만드는 데 없어서는 안 되는 성분이다. 이것에 더하여 같은 연골 성분인 콘드로이틴(chondroitin)을 함께 먹으면 '무릎통에 좋다'고 주장하는 책이 1997년 미국에서 출판되었다. 이것을 계기로 전 세계에 글루코사민 건강보조식품이 유행했다.

그래서 정말로 무릎통에 효과가 있는지를 검증하는 임상시험이 여러 차례 실시되었다. 그중 의학계를 놀라게 한 논문은 2001년 벨기에 연구팀이 영국의 의학지 〈란셋(The Lancet)〉에 발표한 것이었다.

변형성 무릎관절증 환자 212명을 무작위로 2개 그룹으로 나누고, 한쪽 그룹에 글루코사민 1,500mg을 투여하고 다른 한쪽 그룹에는 똑같이 생겼으나 효능이 없는 가짜 약을 투여하여 3년 뒤 치료 성적을 비교했다. 그러자 무릎이 닳은 정도도 통증도 글루코사민을 투여한 그룹이 적다는 결과가 나왔다.

또한 이듬해에 실시한 체코의 연구에서도 글루코사민은 '변형성 무릎관절증의 진행속도를 늦추고 증상을 개선할 수 있다'는 결과가 나왔다.

그러나 2006년 미국 의학지 〈뉴잉글랜드 저널 오브 메디슨(the

New England Journal of Medicine》에 발표된 미국 국립위생연구소(NIH)에 의한 실험에서는, '글루코사민 그룹, 콘드로이틴 그룹, 두 개를 병용한 그룹의 모든 환자에게 통증을 완화해주는 효과는 없다'는 결과가 나왔다.

게다가 2017년에 글루코사민을 제조, 판매하는 기업에서 지원하는 연구비를 일절 받지 않은 6개 연구를 정리하면, 단기간(3개월)부터 장기간(2년)에 걸쳐 글루코사민을 먹은 그룹과 먹지 않은 그룹을 비교한 결과, 두 그룹에는 차이가 없었다.

이처럼 '효과가 있다'는 논문이 있는가 하면, '효과는 없다'라는 논문도 있어 글루코사민에 대한 현재 의학계의 평가는 '뭐라고 말할 수 없는' 상황이다.

현재에도 찬반양론의 논문이 계속하여 발표되고 있다. 물론 본인이 '효과가 있다'고 느낀다면 억지로 그만둘 필요는 없다.

그러나 이 책의 5장과 6장에서 말하고 있듯이 정형외과에서 염증을 없애기 위한 치료를 받으면서 무릎을 단단히 고정할 수 있는 무릎보호대를 착용하고 여기에 오(O)다리를 교정하는 족저판까지 붙이면 대부분의 무릎통은 수술하지 않고도 고칠 수 있다.

미국은 건강보험제도가 충실하지 않아서 병원이나 클리닉에서 치료를 받으면 경제적 부담이 크기 때문에 'ㅇㅇ에 효과 있다'고 여겨지는 건강보조식품을 먹는 것으로 그치는 사람이 많다.

한편, 건강보험제도가 잘 갖추어져 있는 한국과 일본에서는 큰 비용 부담 없이 확실한 치료를 받을 수 있다. **건강보조식품을 먹기보다는 정형외과에서 치료받는 것이 안심할 수 있고 단연 이득이다.**

# 계단을 내려갈 때
# 체중의 5~6배 하중이
# 무릎에

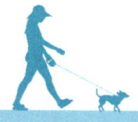

무릎통과 음식의 관계에 대하여 이야기할 때 빠뜨릴 수 없는 주제가 한 가지 더 있다. 그것은 '다이어트'이다.

체중이 많이 나가면 당연히 무릎에 전해지는 부담이 커진다. 무릎통을 일으키는 가장 큰 요인이 비만으로, 무거운 체중에 의한 부담은 젊은 시절부터 축적된다.

미국 보스턴대학의 조사에서는 37세에 비만인 사람은 비만이 아닌 사람에 비하여 2배 이상 변형성 무릎관절증이 되기 쉬웠다.

평평한 곳을 걸을 때에 한쪽 다리로 체중을 지탱하는 순간

(반대쪽 다리가 지면에서 떨어지는 순간)은 낙하 속도가 더해져 무릎에 체중의 2~3배의 부담이 가해진다.

게다가 **계단을 내려갈 때에 한쪽 다리로 체중을 지탱하는 순간(한 계단 위에 있는 다리가 지면에서 떨어지는 순간)은 평지를 걸을 때보다도 낙하 속도가 빨라서 무릎에 체중의 5~6배의 부담이 가해진다.**

결국 3kg 살이 찌면 그것만으로 계단을 내려갈 때의 부담이 15~18kg이나 증가하는 것이다. 반대로 3kg 살이 빠지면 무릎에 가해지는 부담이 15~18kg이나 줄어든다.

부담이 가벼워지면 그만큼 무릎 통증도 가벼워진다. 이처럼 무릎통의 증상을 개선하는 데는 체중 감량이 큰 효과를 발휘하는 것이다.

# 도전!
# 칼로리 기록 다이어트

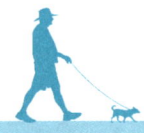

'짜증이 나면 폭식한다', '배가 불러도 좋아하는 음식이 들어갈 배는 따로 있다'고 말하는 사람이 있다. 이런 '습관'에 의해 비만이 된다.

'나는 물만 마셔도 살찌는 체질', '그리 많이 먹지도 않는데 살이 찐다'고 말하는 사람도 있다. 이런 사람에 한하여, 먹은 것을 기록하게 하면 꽤 많은 음식을 먹고 있다는 사실을 알 수 있다.

자신이 먹었다고 생각한 양과 실제로 먹은 양에 차이가 있어서 그것이 비만을 부른다.

이런 '습관'과 '착각'을 수정하기 위해 스스로 식사 내용과 운동한 것을 기록한다. **필자는 기록하는 습관이 가장 성공률 높은 다이어트법이라고 생각한다.**

우리 클리닉에서도 비만인 사람에게 하루 동안 섭취한 음식과 시각을 기록하고 열량을 계산하게 한다. 그러기 위해 지갑에 들어가는 크기의 열량기록표와 작은 볼펜, 음식 사진으로 열량을 확인할 수 있는 핸드북을 평소 휴대하라고 지도한다.

최근에는 스마트폰으로 열량을 검색할 수도 있다. 예컨대 인터넷 검색창에 '크로켓 열량'이라고 입력하면 곧바로 307kcal(100g당)라는 검색 결과가 나오므로, 그 기능을 이용하는 것도 좋을 것이다.

**체중 감량을 할 때는 1일 총열량을 '목표 체중(kg)×25'로 한다.** 예컨대 목표 체중이 60kg이라면 1일 총 섭취 열량은 60×25=1,500kcal가 된다. 또한 체중을 유지할 때는 가벼운 작업을 하는 일에 종사하는 사람이라면 '체중(kg)×30'으로 계산한다.

다만, 필자는 환자들에게 '너무 무리해서 열량을 줄일 필요는 없다. 무의식중에 먹지 않도록 기록하는 것'이라고 설명한다.

기록표는 주 단위로 스크랩북에 붙이고 클리닉에 올 때 제출하도록 했다. 섭취 열량이 줄었다면 환자를 칭찬하고 반대로 섭취 열량이 늘었다면 격려한다. 이 방법을 3개월간 꾸준히 하면 반드시 3~4kg은 감량할 수 있어 무릎 통증도 완화시킬 수 있다.

필자도 폭음과 폭식으로 5년 전에는 74.7kg(신장 163cm)까지 살이 쪘었다. 무릎 통증은 없었지만, '헤모글로빈 A1c'라는 당뇨병 혈액검사치가 7.7%까지 올라갔다(정상값은 6.0% 미만).

'이대로는 일찍 죽는다'는 생각에 초조해진 필자는 섭취한 음식을 기록하는 다이어트를 하면서 매일 아침에 20분간 조깅을 하고 점심시간에 20분간 에어바이크를 했다.

그 결과, 8개월 뒤에 체중이 10.4kg이나 줄어 64.3kg이 되었다. 체지방률은 34.3%에서 26.0로 8.3%포인트 감소하였고, 헤모글로빈 A1c도 1.6%포인트 감소하여 6.1%로 정상값에 근접했다.

또한 조깅과 에어바이크를 한 덕분에 8개월 뒤에는 근육량이 다이어트 전 46.4kg에서 47.8kg으로 1.4kg 증가했다.

정형외과 의사 대다수는 비만인 변형성 무릎관절증 환자에게 '살을 빼라'고 간단히 말할 뿐, 그 구체적인 방법까지는 제시해주지 않는다. 그러나 체중 감량의 고통을 모르는 의사가 비만인 환자의 마음을 알 리가 없다.

필자도 힘들게 노력하여 체중을 감량했다. 지나치게 살이 붙었다고 생각하는 사람은 꼭 다이어트에 도전하자. 그것이 100세까지 당신의 무릎을 지키는 지름길이다.

## 3장
### 요점정리

1. '낫토'에 풍부하게 들어 있는 비타민 K가 뼈를 만드는 데 중요한 역할을 한다.

2. 카르노신에는 근육의 지구력을 높이는 작용이 있어, '닭가슴살'은 근력 트레이닝에 안성맞춤인 음식이다.

3. '브로콜리'에는 병적 혈관이 만들어지는 것을 막는 '설포라판'이 풍부하게 들어 있다.

4. 낫토를 싫어하는 사람에게는 비타민 K가 풍부하게 들어 있는 시금치 등의 '녹황색채소'를 추천한다.

5. 연골 성분인 건강보조식품을 섭취한다고 해도 그만큼 자신의 무릎 연골이 증가하는 것은 아니다.

# 4장

## 무릎을 펴고 **발의 악력**을 단련하자

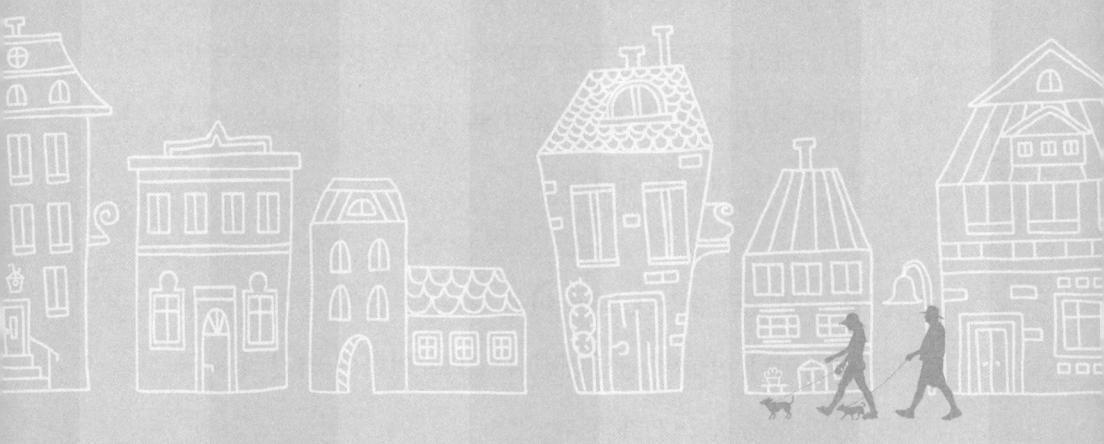

# 아픈 무릎을 누르는
# 통점 스트레칭

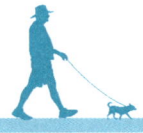

    2장에서는 '무릎 트레이닝'의 방법에 대하여, 3장에서는 '무릎에 좋은 식품'에 대하여 설명했다.

    이번 장에서는 무릎 통증을 완화시켜주는 '스트레칭' 방법에 대하여 설명한다. 무릎 통증이 좀처럼 가시지 않는 사람이라면 꼭 시도해보길 바란다.

    변형성 무릎관절증이 되면 아픈 부위의 혈액 순환이 나빠져서 근육이나 힘줄이 단단해진다. 그로 인하여 약간의 자극에도 강한 통증을 느끼게 된다.

    이것을 가볍게 해줄 방법으로 도쿄의과치과대학 명예교수

인 무네타 다케시(宗田大) 선생(현재 국립병원기구 재해의료센터 원장)은 환부를 통증이 느껴지는 방향으로 눌러 근육이나 힘줄을 부드럽게 만듦으로써 통증을 없애주는 '통점 스트레칭'을 개발하였다.

이것을 참고하여, 필자는 환자들에게 통점 스트레칭으로 아족(鵞足)과 내측측부인대(이하, 측부인대)를 눌러 늘리는 방법을 알려주고 있다.

아족은 무릎 안쪽에 있으며, 뒤에서 앞으로 비스듬히 부채 모양으로 펼쳐진 근육의 집합체로 무릎을 구부리는 기능을 한다.

또 측부인대는 무릎 안쪽에 세로로 뻗은 인대로, 무릎이 좌우로 흔들리는 것을 방지하는 역할을 한다.

**먼저 아족을 위에서 아래로 통증이 약간 느껴지는 정도로 누르면서 문지르듯이 1초씩 10회 내려온다. 아족의 스트레칭이 끝나면 같은 방법으로 측부인대도 문질러준다. 이것을 3세트 실시한다.**

이 스트레칭을 아침에 일어났을 때와 밤에 잠자기 전에 실시하자. 익숙해지면 아침식사 후, 점심식사 후, 저녁식사 후에도 추가로 실시하여 1일 총 5회를 목표로 한다.

## 그림 4-1 **무릎의 통점을 문지르는 스트레칭**

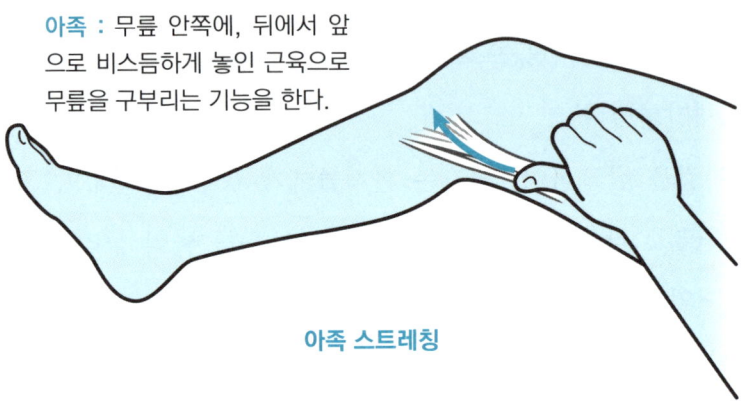

아족 : 무릎 안쪽에, 뒤에서 앞으로 비스듬하게 놓인 근육으로 무릎을 구부리는 기능을 한다.

**아족 스트레칭**

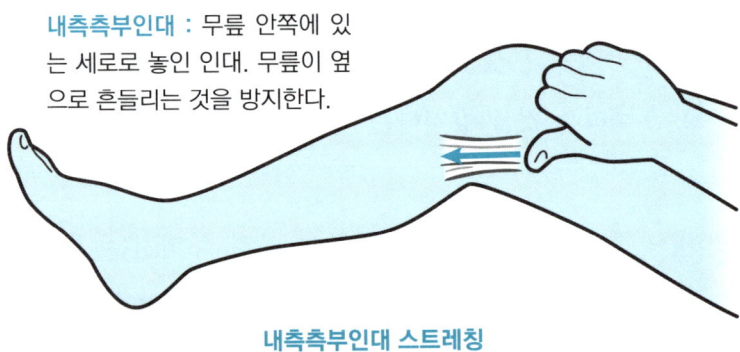

내측측부인대 : 무릎 안쪽에 있는 세로로 놓인 인대. 무릎이 옆으로 흔들리는 것을 방지한다.

**내측측부인대 스트레칭**

내측측부인대와 아족을 따라 허벅지부터 발끝 방향으로 눌러주면서 스트레칭을 해준다.

필자는 통상의 치료에 '통점 스트레칭'과 '근력 트레이닝'을 추가하면 어떤 효과가 있는지를 조사했다.

연구 대상은 변형성 무릎관절증 환자 79명으로, 모든 환자에게 공통적인 치료로써 히알루론산 관절내 주사를 주 1회, 총 5회 투여했다.

치료가 이루어지는 동안 그중 40명에게는 아족과 측부인대의 통점 스트레칭을 실시하고 체중계를 보면서 무릎을 펴는 근육 트레이닝(2장)을 집에서도 실시하도록 지도했다. 나머지 39명에게는 이러한 스트레칭 방법을 알려주지 않았다.

그리고 무릎 통증으로 인해 일상생활에서 얼마만큼 어려움을 겪는지 묻는 리키네 박사의 질문표(1장)에 답하게 하여 치료가 이루어진 4주 전후로 무릎 통증이 얼마나 완화되었는지를 점수로 매기고 두 그룹을 비교했다.

그 결과, 스트레칭을 지도받은 그룹이 평균 5.6점으로 지도받지 않은 그룹의 평균 4.3점보다 뚜렷하게 좋았다. 이처럼 **무릎을 곧게 펴는 근육 트레이닝에 더하여 무릎을 구부리는 근육이나 인대의 스트레칭을 실시하면 더 큰 상승효과를 기대할 수 있다.**

# 깡통 스트레칭으로 무릎을 곧게 펴자

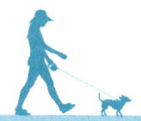

 통점 스트레칭으로 통증이 완화되었다면 이번에는 무릎을 구부리고 펴는 스트레칭에 도전해보자. 이 스트레칭의 기본은 '깊게 구부리기'와 '곧게 펴기'의 2가지다.

 먼저, 깊게 구부리는 스트레칭이다. 가능한 한 무릎을 구부리고 양손으로 무릎을 감싸는 자세를 30초간 유지한다. 이것을 4세트 실시한다.

 이어서, 무릎을 펴는 스트레칭을 설명한다. 이것은 혼자 힘만으로는 하기 어렵기 때문에 '지레'의 힘을 이용한다. 지레로 사용할 만한 것은 지름 약 7cm의 깡통이다.

다리를 툭 내려놓듯이 뻗고 앉아서 깡통의 중심이 무릎 뒤쪽에 오도록 놓는다. 그리고 다리 전체를 안쪽으로 가볍게 비틀어 종아리 안쪽으로 깡통을 2분간 위아래로 몇 cm 정도 굴린다. 이 스트레칭을 아침에 일어났을 때(이부자리에서)와 밤에 샤워를 하고 난 뒤에 1일 2회 실시한다. 그림 4-2

이 깡통 스트레칭은 어떤 사람에게 효과가 있을까? 필자는 변형성 무릎관절증 환자 27명의 도움을 받아 무릎관절 내에 히알루론산 주사를 시술하면서 무릎을 끌어안는 스트레칭과 깡통 스트레칭을 실시하도록 했다.

8주 뒤에 리키네 박사의 질문표(1장)를 사용하여 통증이 얼마나 개선되었는지를 조사했더니, 치료받기 전에 무릎을 쭉 펴기 어려웠던 환자일수록 치료 성적이 좋다는 결과를 얻었다.

2장에서도 설명하였듯이 변형성 무릎관절증 환자는 걸을 때 무릎이 약간 구부러진 상태가 된다. 그로 인해 지면으로부터 전해지는 반발력이 모조리 무릎에 가해져 통증이 생긴다. 51쪽 그림 2-2

따라서 걸을 때 무릎을 정면을 향하도록 곧게 펴는 것이 중요하다. 무릎이 잘 펴지지 않아서 30분 넘게 걸으면 무릎에 통증이 오는 사람은 깡통 스트레칭을 실시하여 걸을 때

## 그림 4-2 **무릎을 구부리고 펴는 스트레칭**

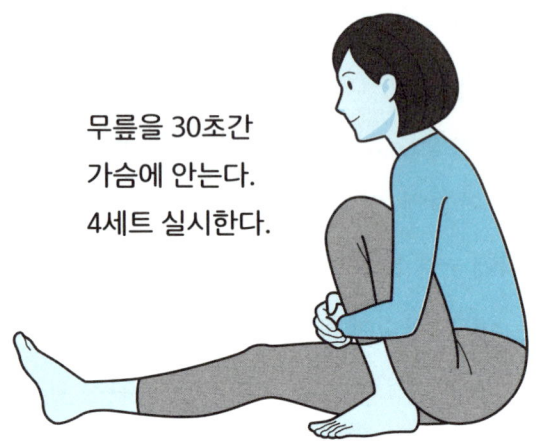

무릎을 30초간
가슴에 안는다.
4세트 실시한다.

**구부리는 스트레칭**

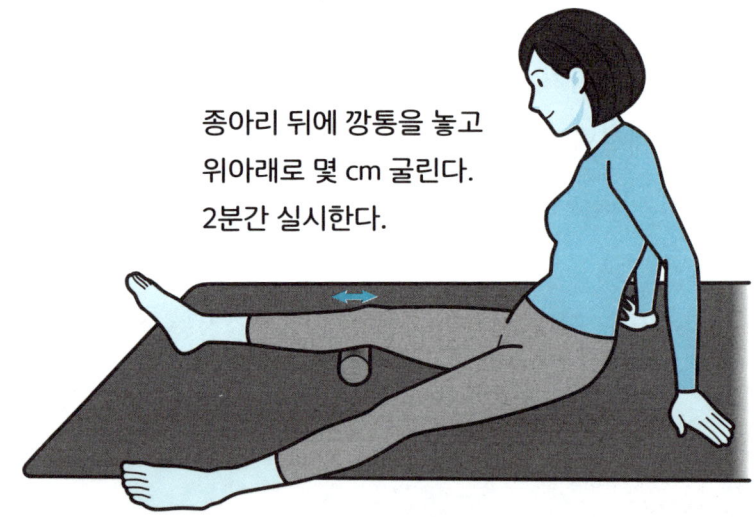

종아리 뒤에 깡통을 놓고
위아래로 몇 cm 굴린다.
2분간 실시한다.

**펴는 스트레칭**

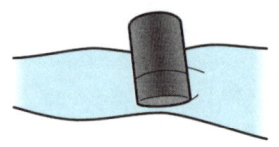

※ **주의점** : 깡통의 중심이 종아리 안쪽에 오도록 댄다.

**곧게 펴지는 무릎을 만든다.**

또 3장에서 이미 설명했듯이, 근력 트레이닝은 수축하는 힘이 강한 근육을 만드는 반면에 스트레칭은 근육을 부드럽게 만든다. **고무와 마찬가지로, 근육이 부드러워지면 수축하는 힘이 강해지고 단단하게 굳으면 그 힘은 약해진다.**

어느 연구에 의하면, 변형성 무릎관절증 환자에게 무릎 스트레칭만 4주간 실시한 그룹과 무릎의 근력 트레이닝만 실시한 그룹을 비교했더니 허벅지 근육의 힘(대퇴사두근의 힘을 체중으로 나눈 값)은 스트레칭만을 한 그룹이 더 좋았다.

그 이유는 근력 트레이닝을 하지 않으면 근력은 강해지지 않지만 스트레칭만으로도 근육의 균형이 잡혀 효율적으로 수축할 수 있었기 때문이다.

이 연구에서 알 수 있듯이 **스트레칭은 불과 4주 만에도 성과가 있었다. 근력 트레이닝보다 단기간에 효과를 실감할 수 있는 것이 스트레칭의 이점이라고 할 수 있다.**

따라서 무릎을 지키기 위해서는 근력 트레이닝뿐 아니라 스트레칭도 병행해야 한다.

## 압박 트레이닝은 무릎통에 효과가 있을까

최근 몇 년 동안 '압박 트레이닝'이라는 근력 트레이닝이 유행하고 있다. 무릎통을 개선한다고 선전하는 트레이닝 센터도 있는데 얼마나 효과를 기대할 수 있을까?

압박 트레이닝은 손목이나 발목을 밴드로 압박하면서 근육을 단련하는 방법이다.

밴드로 조이는 이유는, 단련하는 근육으로 가는 혈류를 줄이기 위해서이다. 그렇게 하면 근육에 도달하는 산소가 감소하여 산소를 사용하지 않고 에너지를 만드는 '무산소운동' 회로가 작동하면서 '젖산'이 점차 근육에 쌓인다.

그 상태에서 회복하기 위해 많은 '성장 호르몬'이 분비되기 때문에 근육을 단기간에 증강할 수 있다는 것이다.

압박 트레이닝을 실시하면 매우 가벼운 트레이닝(최대 근력의 20~30%)에서도 힘든 트레이닝(최대 근력의 80%)과 같거나 그 이상의 효과를 얻을 수 있다고 한다.

이처럼 압박 트레이닝은 1회가 팔 10분, 다리 15분 정도로 끝나 30분 동안 온몸을 단련할 수 있다. 또 가벼운 부하로 실시하기 때문에 부상이 적다는 이점도 있다.

다만, 조이는 강도나 횟수를 전문 강사에게 지도받지 않으면 심장에 부담을 줄 수 있다는 단점이 있다.

또한 팔다리에만 할 수 있고 가슴이나 등 근육은 단련할 수 없다. 따라서 심폐기능에 문제가 있는 사람이나 고령자에는 압박 트레이닝이 적합하지 않다.

무릎통을 예방하고 개선하기 위해서 압박 트레이닝을 실시한다고 해도, 실력 있는 전문 강사가 소속되어 있고 의료기관과 연계하여 사전에 의학적으로 확인할 수 있는 운동센터를 선택하는 것이 좋다.

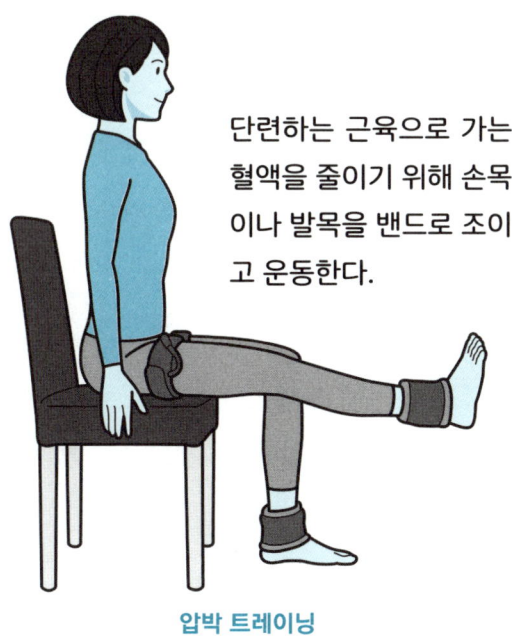

단련하는 근육으로 가는 혈액을 줄이기 위해 손목이나 발목을 밴드로 조이고 운동한다.

**압박 트레이닝**

# 뒤로 넘어지는 것을 방지하는
# **발의 악력** 기르기

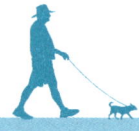

　이번 장의 마지막으로 '발바닥의 쥐는 힘'을 단련하는 트레이닝을 소개한다.

　두 다리로 걷는 인간의 신체 중에서 지면과 접하는 것은 발바닥뿐이다. **발바닥의 면적은 사람의 모든 피부 면적의 단 1%(한 발. 두 발이라면 2%)밖에 되지 않는다.** 이것으로 체중을 지탱하고 있다.

　**이렇게 작은 면적에 불과한 발바닥을 왜 단련해야 하는 것일까? 그것은 발바닥의 근력이 약해지면 뒤로 넘어지기 쉽기 때문이다.**

　'넘어진다'고 하면, 돌부리나 높낮이 차이가 있는 곳에 발이 걸려 앞으로 고꾸라지는 광경을 연상할지도 모른다. 앞으로 넘어진다면 손이나 무릎이 먼저 지면에 닿기 때문에 어느 정도 충격을 완화시켜 크게 다치지는 않는다.

그보다 나이가 들면서 더욱 위험한 것은, 뒤로 자빠지듯이 비스듬히 엉덩방아를 찧으며 넘어지는 것이다. 이로 인해 대퇴골의 고관절 부분이 골절되어 수술을 받고 그것을 계기로 다리 근력이 약해져 몸져눕는 사람이 많기 때문이다.

이것을 '대퇴골 경부 골절'이라고 한다.

그러면 여기서 '발바닥의 근력과 뒤로 넘어지는 것이 대체 무슨 관계가 있을까?'라고 생각하는 사람도 있을 것이다. 그러나 발로 힘껏 버티면 비스듬히 뒤로 자빠지는 것을 막을 수 있다.

실제로 고령자를 대상으로 수행한 연구에서는 발가락의 쥐는 힘(발의 악력)은 '넘어지는 것을 경험한 그룹'이 그렇지 않은 그룹보다 현저히 낮았다.

누워 지내지 않고 100세까지 자신의 다리로 걷기 위해서는 무릎이나 허벅지 근육을 단련할 뿐 아니라 발로 힘껏 버티는 힘, 즉 발의 악력도 단련할 필요가 있는 것이다.

신체의 뒤쪽 방향으로의 균형을 알기 위해서는 자주 사용

## 그림 4-3 별 모양 균형 시험

시계의 12시, 4시, 8시 방향에 테이프를 붙인 다음, 시계 중심에 주로 사용하는 발의 발뒤꿈치를 놓고 다른 쪽 다리를 가능한 한 멀리 세 방향으로 뻗는다.

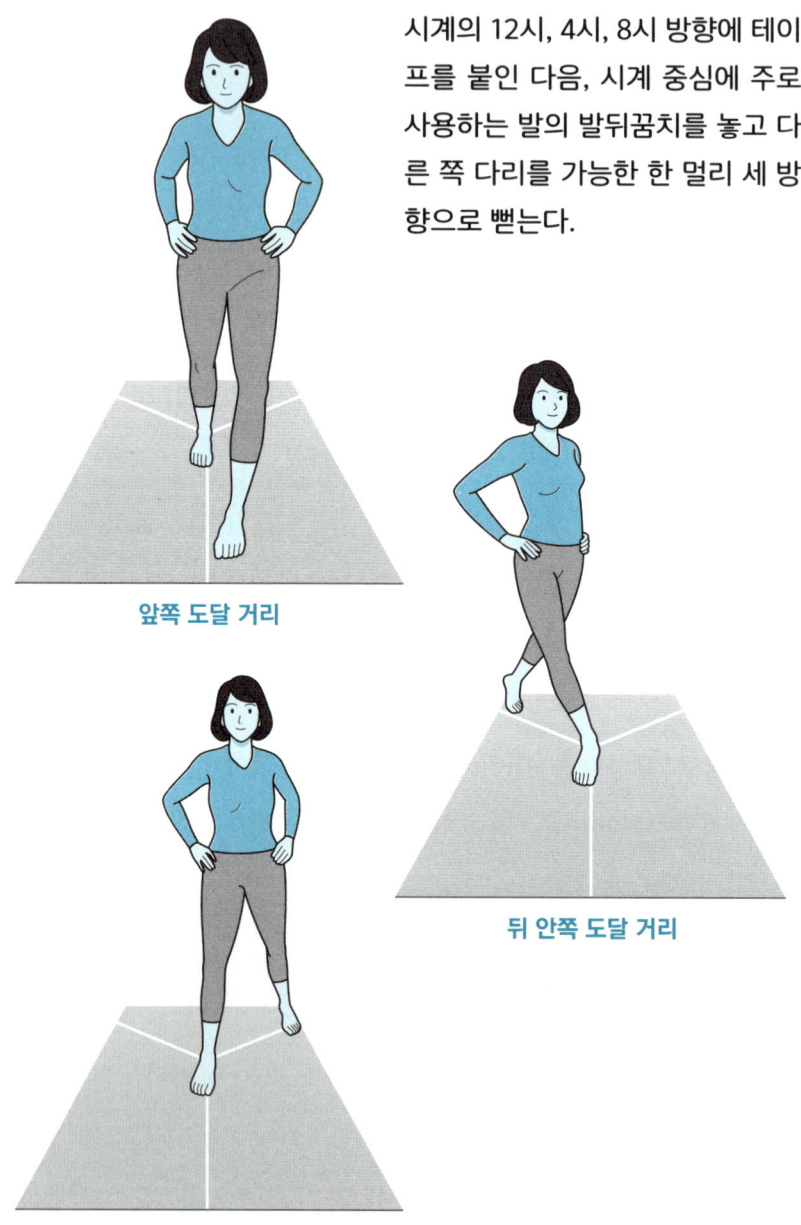

앞쪽 도달 거리

뒤 안쪽 도달 거리

뒤 바깥쪽 도달 거리

하는 발(보통 공을 찰 때 사용하는 발)의 발뒤꿈치를 원의 중심에 두고 다른 쪽 발을 바닥에서 띄워 세 방향(120도로 나누어 앞쪽, 뒤 안쪽, 뒤 바깥쪽)으로 얼마만큼 멀리 뻗을 수 있는지를 알아보는 방법이 있다.

세 방향으로 그은 선이 별 모양처럼 보인다고 하여 이 테스트를 '별 모양 균형 시험'이라고 부른다.

이 테스트는 집에서도 할 수 있다. 시계의 12시, 4시, 8시 방향으로 테이프를 붙이고 시곗바늘의 중심에 주로 사용하는 발의 발뒤꿈치를 둔다. 그리고 다른 쪽 다리를 세 방향으로 가능한 한 멀리 뻗어 시계의 중심으로부터의 거리를 측정한다. 그림 4-3

그 거리를 신장으로 나누고 퍼센티지로 바꾼다.

필자가 20세부터 80세까지의 건강한 사람 120명을 대상으로 실시한 별 모양 균형 시험에서 평균값은 12시 방향(앞쪽)이 신장의 45%, 4시 방향(뒤 안쪽)이 신장의 30%, 8시 방향(뒤 바깥쪽)이 신장의 35%였다. 이 값을 기준으로 생각하면 좋을 것이다.

단, 별 모양 균형 시험을 실시하는 중에 넘어질 위험이 있으므로 휘청거릴 때 잡아줄 힘이 있는 사람이 지켜보는 가운데 도전해보자.

앞에서 말한 바와 같이 건강한 사람 120명을 대상으로 한 연구에서 필자는 별 모양 균형 시험의 수치(신장에 대한 도달 거리의 비율)와 함께 '발의 악력'과의 관계도 조사했다.

발의 악력은 의자에 앉아 무릎과 발목관절을 직각으로 한 상태에서, 악력계의 바를 건 발가락을 힘껏 구부렸을 때의 수치를 기록했다.

그 결과, 별 모양 균형 시험의 4시 방향(뒤 안쪽)과 8시 방향(뒤 바깥쪽)의 수치가 높은 사람일수록 발의 악력이 강하고, 낮은 사람일수록 약하다는 정비례의 관계가 있었다. 그러나 신장에 대한 12시 방향(앞쪽)의 수치와 발의 악력은 비례하지 않았다.

이처럼 4시 방향(뒤 안쪽)과 8시 방향(뒤 바깥쪽)의 균형을 유지하는 데에는 발의 악력이 깊이 관련되어 있다는 사실을 알 수 있었다. 뒤로 넘어져서 몸져눕는 원인이 되는 대퇴골 경부 골절을 일으키지 않기 위해서라도 평소부터 발의 악력을 단련하는 것이 중요하다.

그렇다면 어떻게 하면 가정에서 발바닥의 근력을 단련할

## 그림 4-4 수건을 이용하는 발바닥 근력 트레이닝

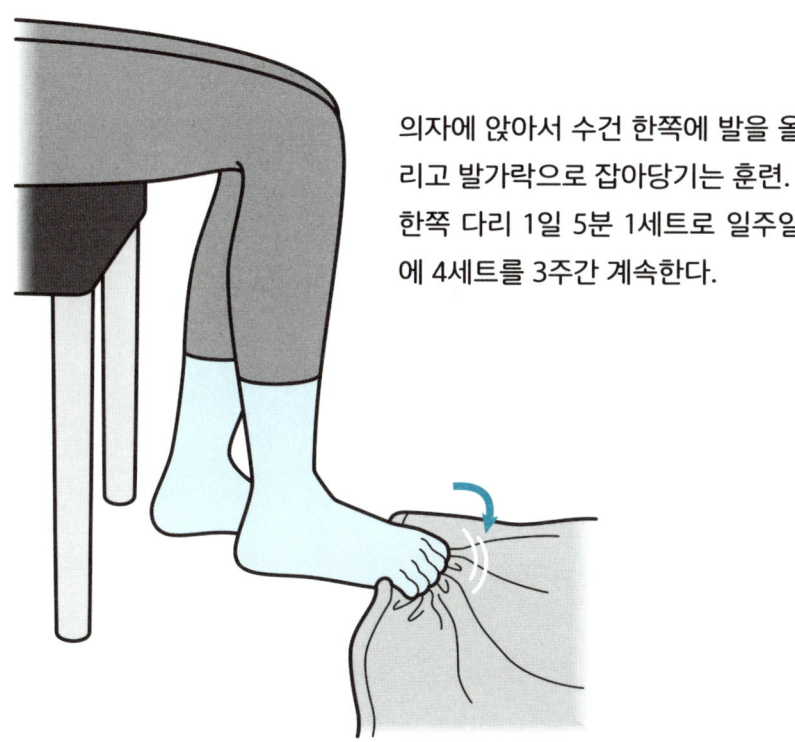

의자에 앉아서 수건 한쪽에 발을 올리고 발가락으로 잡아당기는 훈련. 한쪽 다리 1일 5분 1세트로 일주일에 4세트를 3주간 계속한다.

수 있을까? 필자가 지도하는 것은 수건을 발가락으로 잡아당기는 트레이닝이다.

먼저 의자에 앉아서 수건에 발을 올려놓는다. 그 상태에서 수건을 발가락으로 잡아당기는 것이다. 이 트레이닝을 한쪽 다리에 1일 5분 1세트로 1주에 4세트를 하면 좋다. 그림 4-4

의자에 앉아서 수건을 잡아당기기만 하면 되는 간단한 트레이닝이다. 뒤로 넘어지는 것을 예방하고 싶다면 꼭 꾸준히 해보자.

# 무지외반증에는 '쿠션 붙인 발가락 양말'을

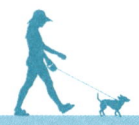

 옛날 일본인은 조리나 게다처럼 끈이 있는 신발을 자주 신었다. 그런데 끈이 없는 신이나 샌들을 일상적으로 신게 되면서 발가락을 사용하는 일이 적어졌다.

 그 때문에 발가락 근육이 약해져 무지외반증(엄지발가락이 둘째발가락 쪽으로 휘는 증상)인 사람이 증가했다고 한다.

 사람의 발바닥에는 둘째발가락과 가운뎃발가락 사이를 조금 들어 올리는 '횡아치'가 있다. 그런데 구두를 신고 생활하는 시간이 증가하면서 무지외반증이 되어 이 횡아치가 무너져 발의 악력이 더욱 약해진다. 그림 4-5

## 그림 4-5 **발의 횡아치가 무너지면 악력이 약해진다**

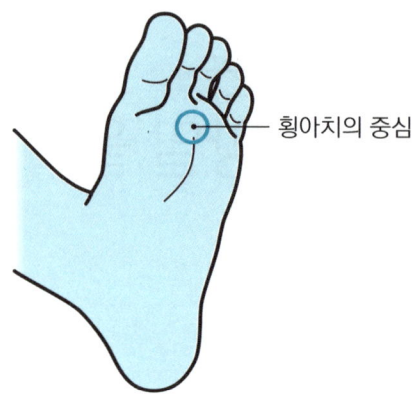
— 횡아치의 중심

사람의 발에는 둘째발가락과 가운뎃발가락 사이를 조금 들어 올리는 횡아치가 있다.

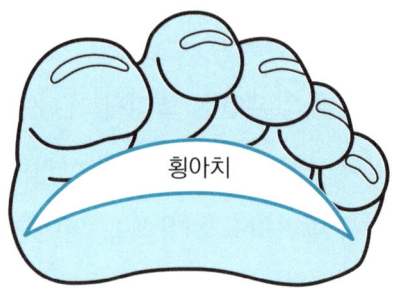
횡아치

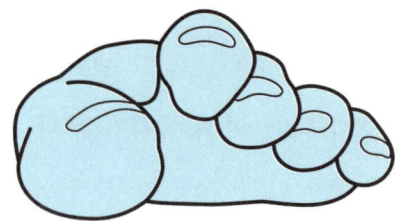

구두를 신는 시간이 증가하면 무지외반증이 되기 쉽고 횡아치가 무너져 악력이 약해진다.

어느 연구에서는 발바닥에 쿠션을 대고 발바닥의 횡아치를 원래대로 되돌리면 그것만으로 발끝에 힘이 쉽게 들어가게 되어 계단을 오르내리는 게 편해졌다고 한다.

또한 변형성 무릎관절증 환자에게 발가락으로 수건을 잡아당기는 트레이닝으로 발의 악력을 단련시키면 발의 틀어짐이 줄어들었다고 하는 연구 보고도 있다.

단, 무지외반증이 있는 사람은 발바닥의 근력 트레이닝을 해도 발가락 양말을 신어 발의 형태를 교정하지 않으면 근력이 쉽게 생기지 않는다고 한다.

그래서 필자는 이것을 확인하기 위해 무지외반증이 있는 36명에게 도움을 청해 18명씩 두 그룹으로 나눈 후 한 그룹은 맨발로 수건을 잡아당기는 근력 트레이닝을 하게 하고, 다른 한 그룹은 쿠션을 붙인 발가락 양말을 신고 근력 트레이닝을 하도록 했다. 그리고 3주 뒤에 발의 악력이 얼마나 변화했는지를 조사했다.

그 결과, 맨발로 발바닥의 근력 트레이닝을 한 그룹은 발의 악력이 평균 0.17kg밖에 증가하지 않았던 것에 비하여 쿠션을 붙인 발가락 양말을 신고 근력 트레이닝을 한 그룹은

## 그림 4-6 쿠션 붙인 발가락 양말을 신고 발바닥 근력 트레이닝

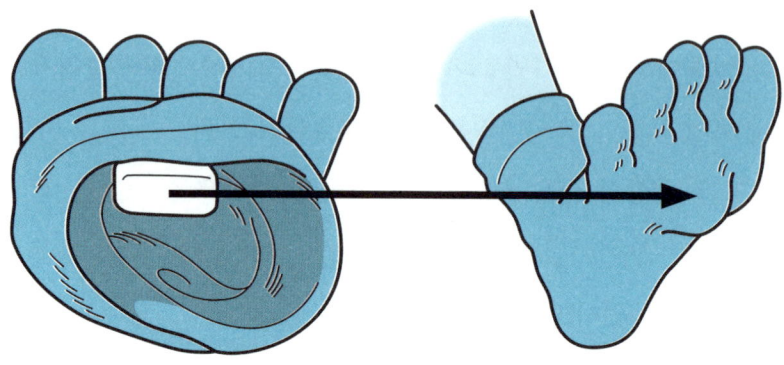

발가락 양말의 둘째발가락과 가운뎃발가락 사이에서 1cm 발뒤꿈치 쪽으로 내려온 지점에 가로세로 1cm의 우레탄을 거즈에 싸서 꿰매 붙인다.

쿠션을 붙인 발가락 양말을 신고 근력 트레이닝을 한다.

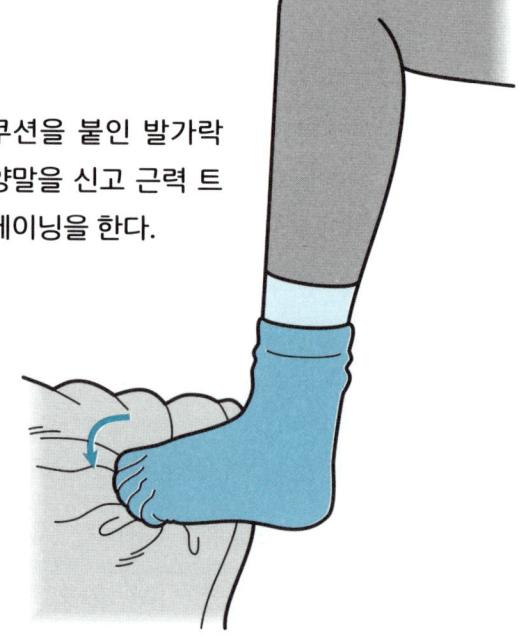

평균 1.2kg이나 발의 악력이 강해져 있었다.

약간의 궁리만으로도 효과면에서 이토록 큰 차이를 보였다. 무지외반증이 있는 사람은 쿠션을 붙인 발가락 양말을 신고 발가락의 형태를 교정하면서 수건을 잡아당기는 트레이닝을 실시하여 엉덩방아를 찧으며 넘어지는 것을 예방하는 데 힘쓴다. 그림 4-6

## 4장
**요 점 정 리**

1. 체중계를 사용한 근력 트레이닝과 함께 무릎 안쪽의 근육(아족)과 인대(측부인대)를 누르면서 문지르는 '통점 스트레칭'을 하자.

2. 무릎을 곧게 펴기 어려운 사람에게는 무릎 뒤에 놓은 깡통을 굴리는 '깡통 스트레칭'을 추천한다.

3. 고관절 골절의 원인이 되는 뒤로 넘어지는 것을 방지하기 위해서라도 '발의 악력' 트레이닝이 중요하다.

4. 횡아치가 무너진 사람이나 무지외반증이 있는 사람은 쿠션을 붙인 발가락 양말을 신고서 발가락으로 수건을 잡아당기는 훈련을 하자.

# 5장

## 족저판과 보조용품의 효과적인 사용법

# 오(O)다리를 교정하는
# 족저판

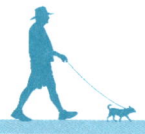

　무릎 통증을 완화하기 위해서는 신발 깔창 같은 '족저판'과 무릎에 감는 '보호대'가 효과적이다. 변형성 무릎관절증으로 정형외과 진료를 받고 시도해보라는 권유를 받은 사람도 많을 것이다.

　그러나 족저판도 보호대도 올바르게 사용하지 않는다면 기대한 효과를 얻을 수 없다.

　어떻게 사용하면 통증이 가벼워지는지를 알아보기 위해, 필자는 우리 클리닉을 방문한 많은 환자들의 도움을 받아 연구를 계속했다.

　그 결과, 족저판은 남녀가 각기 다른 방법으로 사용하는

## 그림 5-1 무릎 통증을 완화하는 족저판

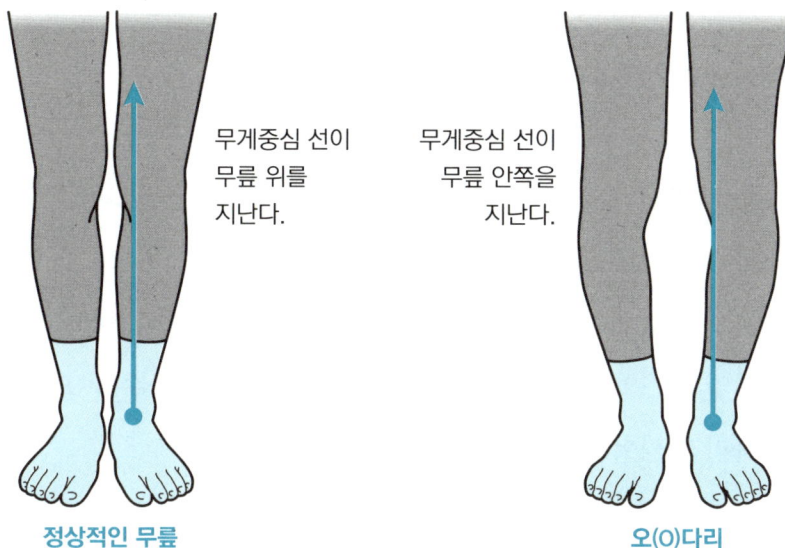

무게중심 선이 무릎 위를 지난다.

무게중심 선이 무릎 안쪽을 지난다.

정상적인 무릎

오(O)다리

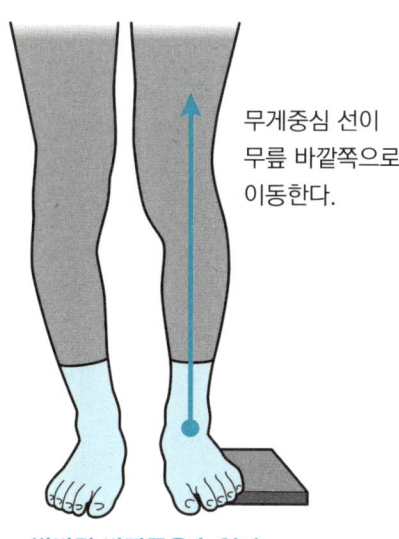

무게중심 선이 무릎 바깥쪽으로 이동한다.

발바닥 바깥쪽을 높인다

것이 좋다는 사실을 알아냈다. 또한 무릎보호대도 더욱 효과적으로 사용하는 방법이 있음을 알았다.

이 장에서는 그 연구 결과를 근거로, 더욱 효과적인 족저판과 무릎보호대의 사용 방법을 설명한다.

그런데 어째서 족저판을 사용하면 무릎 통증이 완화되는 것일까? 그것은 변형성 무릎관절증 환자의 대다수가 오(O)다리가 되어 있기 때문이다.

1장에서 설명한 바와 같이, 나이를 먹으면 점차 오(O)다리가 되어 무릎관절의 안쪽에 큰 부담이 가해진다. 그러면 그 부분의 관절 연골이 닳아서 줄고 반월판이 깨져 신경이 지나는 인대를 압박한다. 이것이 무릎통의 원인이다.

이 무릎 통증을 완화시키기 위해서는 새끼발가락 쪽의 바닥을 조금 올려주는 게 좋다. 그렇게 하면 바깥쪽으로 벌어진 발목이 중심으로 모이고 지면으로부터 가해지는 힘이 무릎 바깥쪽으로 이동하면서, 무릎 안쪽의 아픈 부분에 가해지는 힘을 줄일 수 있다.

바깥쪽이 높은 쐐기 모양의 족저판(외측쐐기안창)을 사용하면, 새끼발가락 쪽을 인위적으로 들어 올릴 수 있다. 이것이 무릎통을 완화시켜주는 족저판의 원리이다. 그림 5-1

족저판에는 여러 가지 형태가 있는데, 이 책에서는 외측쐐기안창에 한정하여 '족저판'이라고 부르도록 하겠다. **생활용품점 등에서 족저판을 살 때는 새끼발가락 쪽의 바닥을 높인 것인지를 확인하고 구입하자.**

# 발목 밴드로 족저판의 효과를 증대

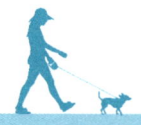

족저판을 신발 깔창처럼 신발 안에 넣기만 해도 효과가 있지만, 족저판뿐이라면 발의 바깥쪽이 올라가는 동시에 발목이 안쪽으로 지나치게 기울어져 오(O)다리를 교정하는 힘이 줄어든다.

그래서 필자는 족저판을 대는 동시에 밴드로 발목을 고정하는 방법을 생각해냈다. **발목이 밴드로 고정되어 있으면 발바닥의 교정이 발목에서 약해지지 않고 그대로 무릎까지 전달되기 때문에 효과가 더욱 커진다.** 그림 5-2

발목을 고정하는 밴드는 약국에서 구입할 수 있는 발목 염

## 그림 5-2 발목을 고정하면 족저판의 효과가 Up!

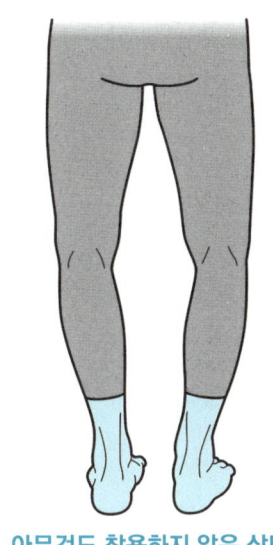

아무것도 착용하지 않은 상태

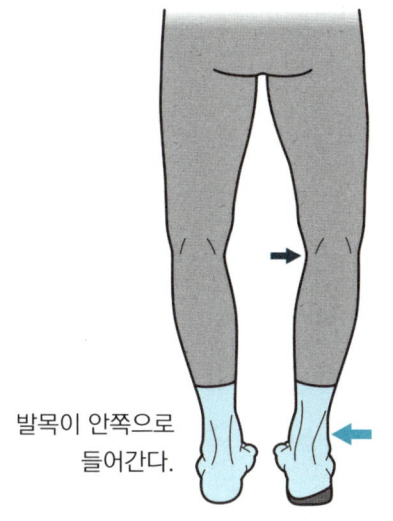

발목이 안쪽으로 들어간다.

족저판만을 착용한 상태

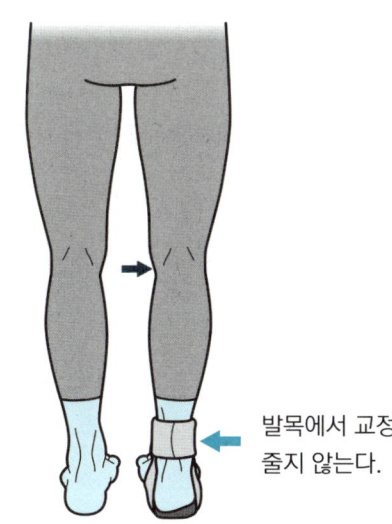

발목에서 교정력이 줄지 않는다.

족저판과 밴드를 착용한 상태

좌용 보호대로 충분하지만, 발목 밴드와 족저판이 하나로 된 '발목 밴드가 있는 족저판'도 인터넷에서 구입할 수 있다.

이 발목 밴드가 있는 족저판을 1일 5시간 정도 착용하면 충분한 효과가 있다는 사실도 필자의 연구에서 밝혀졌다.

**발목 밴드가 있는 족저판을 저녁식사 준비를 위해 오랜 시간 부엌에 서 있을 때나 쇼핑이나 업무로 장시간 걸을 때에 착용하면 좋다.** 앉아 있을 때나 누워 있을 때는 다리에 체중이 실리지 않기 때문에 착용할 필요가 없다.

무릎이 아프지 않게 되어도 오(O)다리를 교정하지 않는 한 통증은 재발할 가능성이 있다. 따라서 무릎 변형이 진행되고 있는 사람은 통증이 없어졌다고 해도 그만두지 말고 되도록이면 족저판을 꾸준히 사용하자.

발목 밴드가 있는 족저판에 관한 연구로, 필자는 국제 의학전문지에 8편의 논문을 게재했다. 국제 변형성 관절증학회가 추천하는 치료법에도 필자가 발명한 발목 밴드가 있는 족저판이 소개되고 있다.

여러분도 족저판을 사용할 때는 반드시 발목도 고정해야 한다는 것을 잊지 말자.

# 발의 외반각도에 따른 족저판 사용법

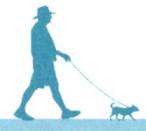

 엄지발가락 쪽을 지면에 댄 채 서서 새끼발가락 쪽을 띄워 당겨 올려보자. 어느 정도의 각도까지 들어 올릴 수 있는가?
 이 동작을 '발의 외반(外反: 안쪽이 바깥쪽으로 향하는 현상)'이라고 한다. 이 발의 외반각도가 족저판의 타입을 선택하는 데 중요하다는 사실이 밝혀졌다.
 발의 외반각도는 남성이 여성에 비해 작다는 연구 보고가 있다.
 또한 변형성 무릎관절증 환자는 맨발일 때의 최대 외반각도가 작고, 각도가 정상적인 사람에 비하여 족저판을 착용했을 때 무릎 안쪽에 가해지는 부하가 커진다는 보고도 있다.

## 그림 5-3 높이와 형태가 다른 족저판의 사용법

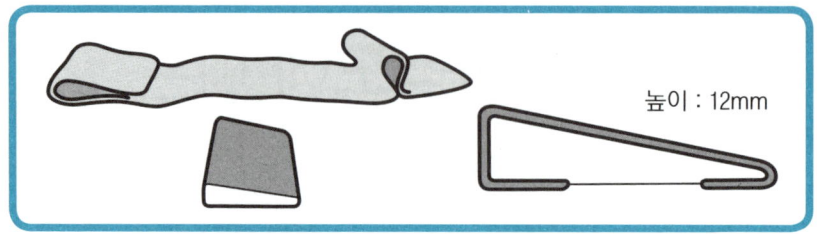

높이 : 12mm

**발목 밴드가 있는 족저판**

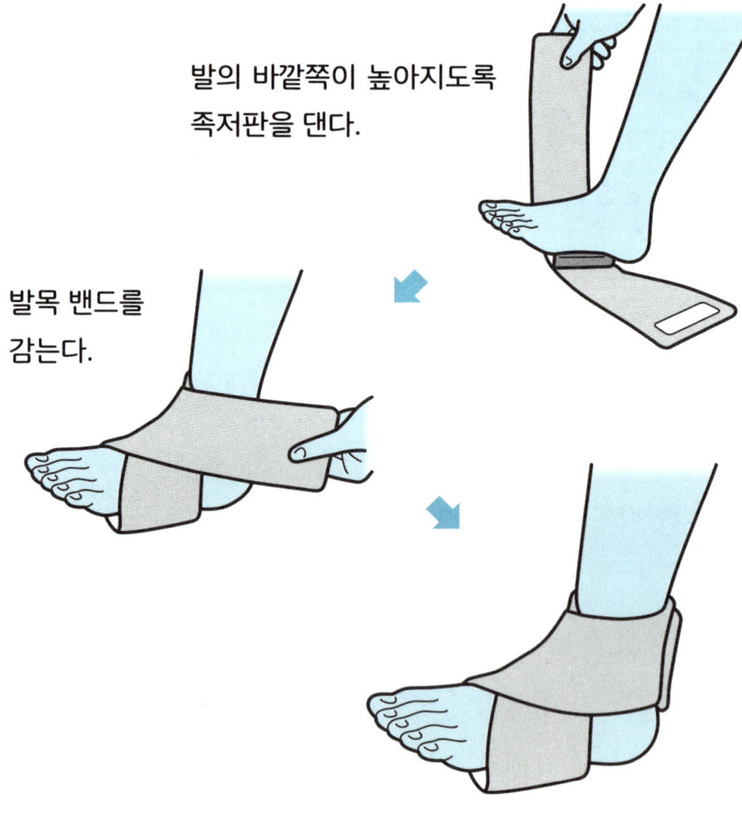

발의 바깥쪽이 높아지도록 족저판을 댄다.

발목 밴드를 감는다.

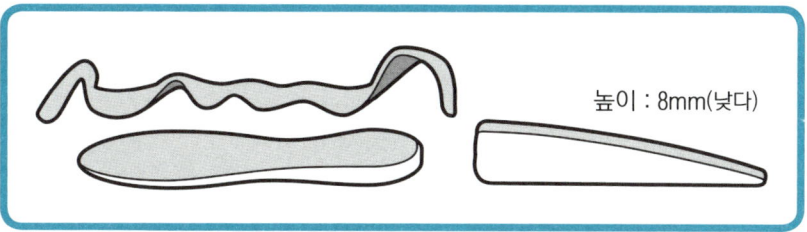

**발목 밴드가 있는 깔창**

높이 : 8mm(낮다)

족저판을 발 모양대로 자른다.

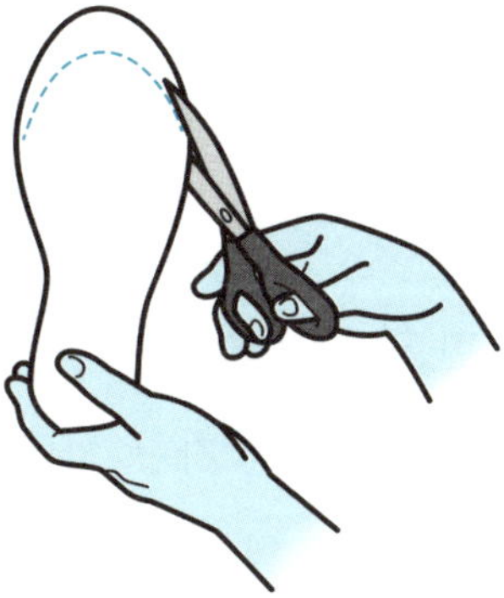

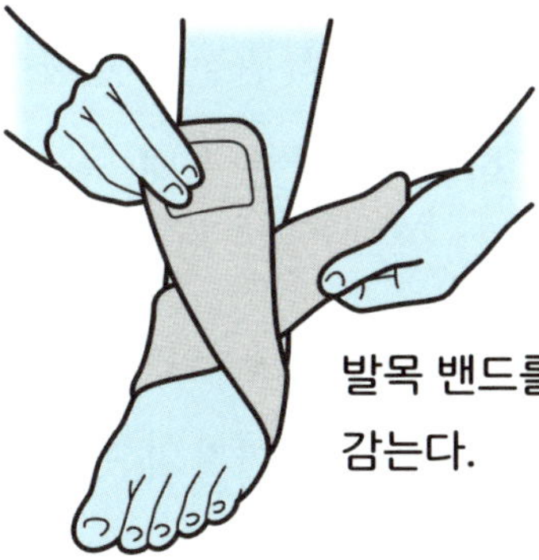

발목 밴드를 감는다.

신발 안에 족저판을 넣고 신는다.

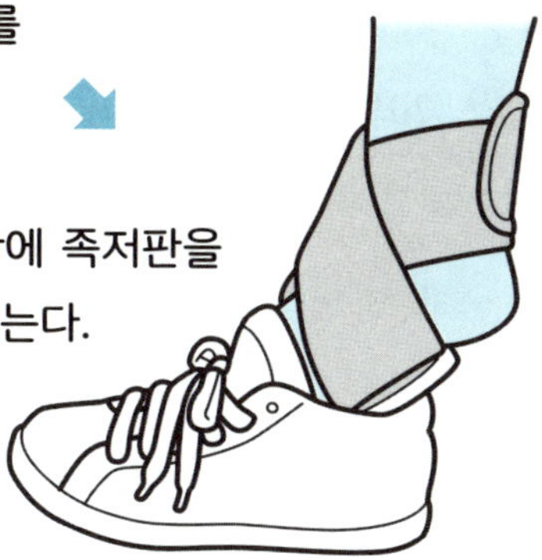

이들 보고대로라면 족저판은 성별이나 변형성 무릎관절증의 진행 정도에 따라서 높이나 타입, 사용법을 달리하는 것이 좋다.

그래서 필자는 높이 12mm의 족저판과 높이 8mm의 족저판의 효과를 남녀별로 비교하는 실험을 실시했다. 여기서 '높이'란 발바닥과 지면 사이에 생긴 직각삼각형의 정점과 밑변(지면)과의 거리를 이른다.

남성과 여성 모두 발목을 밴드로 고정했는데, 남성은 발바닥 장심* 부근에 닿는 작은 타입, 여성은 신발 바닥과 동일한 크기의 깔창 타입을 사용했다. 그림 5-3

실험에 참가한 사람은 88명의 변형성 무릎관절증 환자이다. 모든 환자에게 공통 치료로서 히알루론산 관절내 주사를 1주에 1회씩 총 5회를 투여했다.

우선 치료에 앞서 발의 외반각도를 측정했다. 외반각도의 정상값은 20도인데, 이 연구에 참가한 여성 환자의 평균은 17.8도, 남성 환자의 평균은 13.6도였다.

이것으로 변형성 무릎관절증 환자는 외반각도가 남녀 모

※발바닥 한가운데에 우묵하게 들어간 곳

두 평균 이하이며, 발을 바깥쪽으로 뒤집기 어렵다는 사실이 밝혀졌다.

또한 남성은 여성에 비하여 외반각도가 작다는 사실도 확인할 수 있었다.

# 여성은 높은 족저판,
# 남성은 낮은 깔창 타입

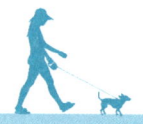

 이어서 높이 12mm의 작은 족저판을 11명의 남성 환자와 34명의 여성 환자에게, 높이 8mm의 깔창 타입 족저판을 15명의 남성 환자와 28명의 여성 환자에게 착용하게 했다. 환자에게는 '하루 5~10시간 착용'하도록 지도했다. 치료 기간은 4주였다.

 그 결과, 높이 8mm의 깔창 타입 족저판을 착용한 3명의 여성 환자가 하루에 신발을 신고 있는 시간이 5시간이 되지 않는다는 이유로 치료를 중단했다.

 한편 높이 12mm의 족저판을 착용한 한 남성 환자가 '이렇게 높은 경사의 족저판을 착용하니 발이 아프다'는 이유로 치료를 중단했다. 이 남성 환자의 외반각도는 7도이며 발목이 굳어 있었다.

통증의 개선 점수의 평균값은 남성의 경우 높이 8mm의 족저판을 착용한 사람이 6.9점으로, 높이 12mm의 족저판을 착용한 사람의 평균값 2.6점보다 현저히 우수했다. 여성의 경우는 통계학적으로 뚜렷한 차이가 없었다.

이 실험으로 여성은 하루에 5시간 이상 신발을 신지 않는 사람이 많기 때문에 깔창 타입의 족저판은 적합하지 않다는 것을 알 수 있었다.

여성은 남성보다 발목이 유연하고 외반각도도 크기 때문에 집에 있을 때 높이 12mm의 족저판을 착용하는 게 좋다고 할 수 있다. 실내에서 맨발에 착용해도 좋고, 추울 때나 외출할 때에는 양말을 신고 그 위에 족저판을 착용해도 무방하다.

한편 남성은 외반각도가 작아서 높이 12mm의 족저판을 착용하면 발이 아프기 쉬웠다. 또한 남성의 통증의 개선 점수는 높이 12mm보다 8mm가 현저히 높았다.

따라서 남성은 업무 중이나 외출 중과 같이 신발을 신고 있는 동안에 높이가 완만한 깔창 타입의 족저판을 착용하는 것이 좋다.

물론 여성이라도 발목이 굳은 사람이나 업무 등으로 외출이 잦고 신발을 신고 있는 시간이 긴 사람은 경사 각도가 완만한 깔창 타입의 족저판을 사용하는 게 좋을 것이다.

반대로 남성이라도 발목이 유연하고 집에 있는 시간이 많은 사람은 경사 각도가 높은 족저판이 적합하다.

여기서 발목의 유연성을 간단히 판별할 수 있는 방법이 있다. 조금 부끄럽지만 화장실에서 볼일을 보다가 뒤늦게 휴지가 떨어진 사실을 알아차리고는 엉덩이를 조이고 엉거주춤 휴지를 가지러 갔던 상황을 떠올려보자.

그때 무릎 안쪽을 붙이고 엄지발가락에 체중을 실어 X자 다리로 걸었을 텐데, 만일 그것이 가능하다면 '발목이 유연'하고, 가능하지 않다면 '발목이 굳었다'고 판별한다.

일반적으로는 발의 외반각도에는 남녀 차이가 있고, 대개 여성의 발목이 유연하지만 자신의 발목이 얼마나 유연한지를 고려하여 어떤 족저판을 사용할지 선택하는 것이 중요하다. 주치의와 상담하여 자신에게 맞는 각도의 족저판을 사용한다.

# 족저판의 효과를 높여주는
## 발목 유연체조

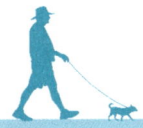

　발의 외반각도는 남녀 간에 차이가 있고 개인에 따라서도 차이가 있지만, 경사가 높은 족저판을 사용하는 것이 큰 효과를 얻기 쉽다.

　따라서 필자는 발의 외반각도를 넓히기 위해 발목 유연체조를 하면 족저판의 효과를 더욱 높일 수 있지 않을까 하는 생각에서 다음과 같은 연구를 실시했다.

　유연체조에 이용하는 도구는 고무밴드이다.

　먼저, 의자에 앉아서 단련하지 않는 발의 발목에 고무밴드를 감고 후크로 고정한다. 이어서 단련하는 발의 발등에서

## 그림 5-4 발목이 굳고 외반각도가 작은 사람은 발목 유연체조를

아침에 일어나서,
잠자기 전에
5초간 20회 실시한다.

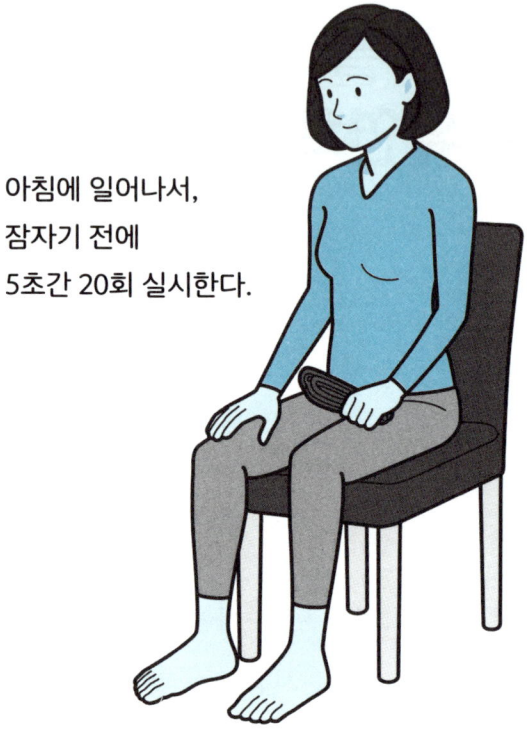

❶ 의자에 앉는다.

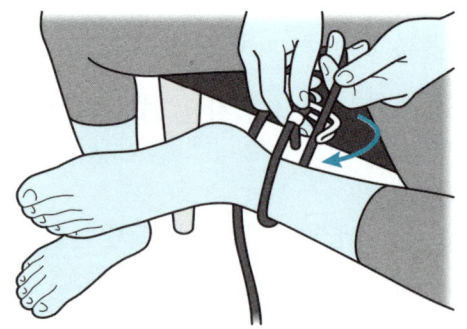

❷ 단련하는 발의 반대쪽 발에 고무밴드를 감고 후크로 고정한다.

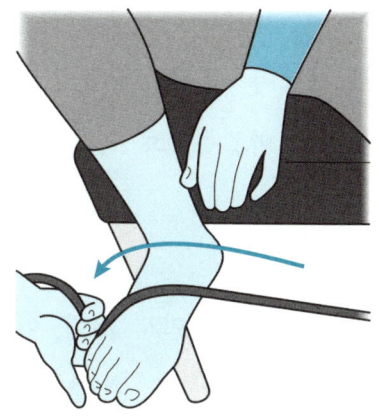

❸ 단련하는 발의 발등에서 발바닥 쪽으로 고무밴드를 두른다.

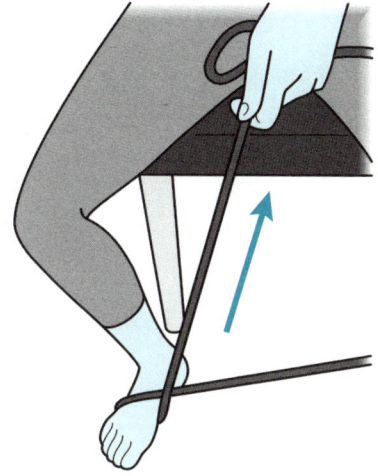

❹ 고무밴드 끝을 발 안쪽에서 위로 곧게 잡아당긴다.

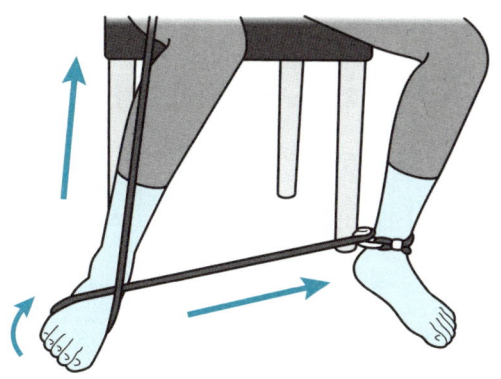

❺ 단련하는 발을 바깥쪽으로 뒤집으면서 반대쪽 발은 벌리고 손을 위로 당긴다.

발바닥 쪽으로 고무밴드를 두른다.

그 고무밴드 끝을 발 안쪽에서 가랑이 사이로 곧게 위로 당겨 올린다. 그리고 단련하는 쪽 발을 바깥쪽으로 뒤집으면서 반대쪽 발을 벌리고 손을 위로 당긴다.

이 유연체조를 '1, 2, 3, 4, 5' 하고 5초를 세면서 20회, 아침에 일어났을 때와 잠자리에 들기 전에 실시한다.<sup>그림 5-4</sup>

필자는 이 유연체조에 얼마나 효과가 있는지를 확인하기 위해 변형성 무릎관절증 환자 38명의 도움을 받아 조사했다. 공통적인 치료로서 히알루론산 관절내 주사를 주입하고 발목 밴드가 있는 족저판을 착용하도록 하여 4주간 치료를 계속했다.

그 결과, 발목 유연체조를 지도받지 않은 18명의 외반각도는 평균 0.2도밖에 증가하지 않았지만, 발목 유연체조를 지도받은 20명은 평균 2.2도나 외반각도가 개선되었다.

통증의 개선 점수는 발목 유연체조를 지도받지 않은 18명이 평균 5.4점밖에 오르지 않은 데 반해, 발목 유연체조를 지도받은 20명은 평균 8.6점이나 좋아졌다.

이처럼, 발목 유연체조는 족저판의 효과를 증대시킨다는

사실을 알 수 있었다. **발목이 굳고 외반각도가 작은 사람은 이 발목 유연체조로 족저판의 효과가 더욱 증대되는 것을 기대할 수 있다.** 매일 꾸준히 실시하도록 하자.

## 생활용품점에서 파는 깔창으로 충분하다

정형외과에 가면 의사의 지시로 의지장구사(義肢裝具士)가 발바닥의 모형을 떠서 족저판을 만들어준다.

건강보험을 적용해도 환자가 30%를 부담하기 때문에 대부분 5,000엔 이상을 지불하게 된다(전액 자기부담이면 1만 5,000엔이 넘는다).

필자는 의지장구사가 만든 족저판을 1년간 지속적으로 사용한 18명의 환자와 생활용품점에서 구입한 족저판을 매월 교체하며 사용한 20명의 환자를 대상으로 두 그룹의 효과를 비교하는 연구를 실시했다.

그 결과, 1년 뒤의 통증 개선도는 두 족저판을 사용한 그룹에서 차이가 없었다.

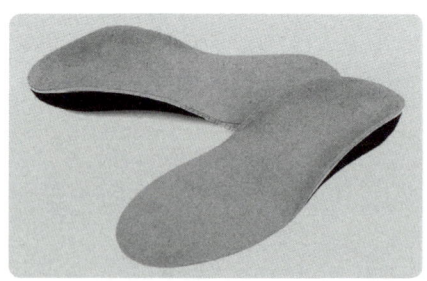

아무리 비싸고 좋은 신발이라도 1년 동안 매일 신다 보면 신발 바닥이 마모되고 형태가 무너진다. 그것과 마찬가지로 의지장구사가 만든 족저판도 처음에는 발에 딱 맞았다가 오랫동안 사용하면 소모된다.

양쪽의 효과가 다르지 않다면 값비싼 족저판보다는 생활용품점에서 판매하는 저렴한 족저판을 매월 교체하며 사용하는 것이 좋을 것이다.

생활용품점에서 매월 족저판을 새로 구입해도 비용은 연간 1,200엔밖에 들지 않는다.

무엇이든 '싼 게 비지떡이고, 비쌀수록 질이 좋다'고 생각하기 쉽지만, 의료에서는 반드시 돈을 많이 들이는 게 좋다고 단언할 수 없는 경우가 많다.

# 무릎보호대에
# 쿠션을 붙여
# **반월판**을 누르자

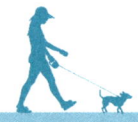

 1장에서 설명한 바와 같이, 나이를 먹으면 자연히 반월판이 깨져서 밀려나오고 그것이 신경이 지나는 내측측부인대나 아족에 닿는다. 그것이 무릎 통증의 원인이 되는 것이다.

 그래서 필자는 무릎보호대 안쪽에 스펀지나 우레탄 재질의 쿠션을 붙여 깨진 반월판을 피부 위에서 눌러주면 좋지 않을까 하는 생각을 했다.

 먼저, 102명의 변형성 무릎관절증 환자에게 초음파 진단장치(에코)를 사용하여 반월판이 뼈 표면에서 밀려나온 거리를 조사했다.

환자들에게는 공통 치료로서 1주일에 1회 히알루론산 관절내 주사를 시술했다. 그리고 52명의 환자에게는 무릎보호대의 반월판이 닿는 위치에 쿠션을 붙이게 하였다(쿠션이 있는 그룹). 나머지 50명의 환자에게는 쿠션을 붙이지 않은 무릎보호대를 하게 했다(쿠션이 없는 그룹).

리키네 박사의 질문표(1장)의 개선 점수를 치료 전과 후의 4주간에 조사했더니, '쿠션이 있는 그룹'에서는 반월판이 밀려나온 거리와 개선 점수가 정비례했다.

한편 '쿠션이 없는 그룹'에서는 개선 점수와 반월판이 밀려나온 거리에 관련성이 없었다. 결국 **반월판이 많이 밀려나온 환자일수록 쿠션이 있는 보호대가 효과적**이라는 결과가 나온 것이다.

계단을 내려갈 때 무릎 안쪽이 몹시 아픈 사람은 설거지용 스펀지를 3×2cm 크기로 잘라서 무릎보호대 안쪽에 붙인다. 그러면 무릎보호대의 효과를 한층 높일 수 있다. 그림 5-5

또한 무릎보호대는 원통형의 '신는' 타입과 매직테이프로 죄는 정도를 조절할 수 있는 '감는' 타입이 있다.

신는 타입의 무릎보호대는 무릎이 차가울 때 사용하면 효과적이지만, 사용하는 동안 점차 느슨해진다.

## 그림 5-5 쿠션을 붙인 무릎보호대의 구조

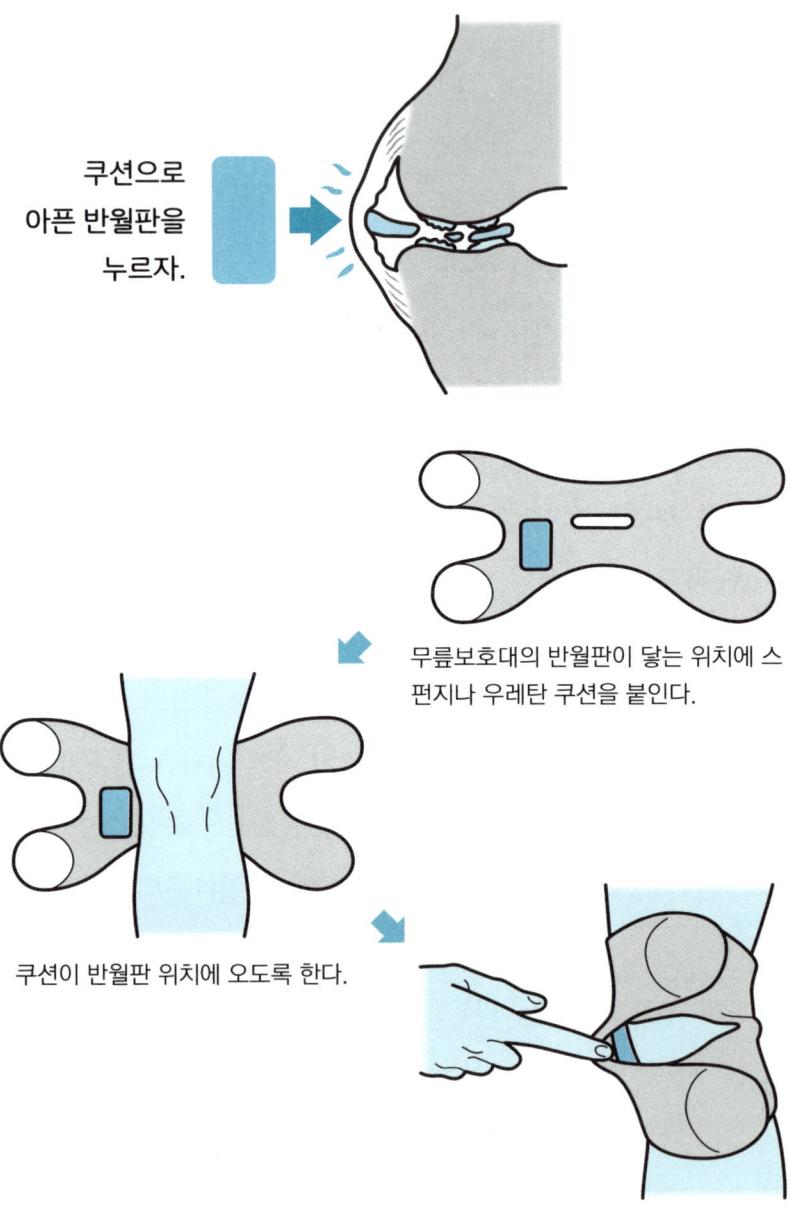

쿠션으로 아픈 반월판을 누르자.

무릎보호대의 반월판이 닿는 위치에 스펀지나 우레탄 쿠션을 붙인다.

쿠션이 반월판 위치에 오도록 한다.

쿠션을 넣고 감는다.

사실 무릎의 안정성을 높이기 위해서는 그저 '감는' 것이 아니라 무릎을 '조이는' 것이 중요하다. 따라서 필자는 변형성 무릎관절증인 환자에게 조이는 힘을 조절할 수 있는 감는 타입의 것을 추천하고 있다.

무릎보호대를 구입할 때는 감는 타입인지를 확인한 후에 계산대로 가져가자.

# 5장
## 요점정리

1. 족저판을 착용할 때는 효과를 더욱 높이기 위해 발목을 밴드로 고정하자.

2. 여성은 발목이 유연하고 실내에 있는 시간이 많기 때문에 경사가 높은 족저판이 적합하다.

3. 남성은 발목이 굳어 있고 신발을 신고 있는 시간이 많아서 경사가 완만한 '깔창' 타입의 족저판이 적합하다.

4. 발목이 굳어 있으면 족저판의 효과가 감소하기 때문에 고무밴드를 사용하여 발목 유연체조를 실시한다.

5. 무릎보호대의 안쪽에 쿠션을 붙이면 반월판을 원래대로 눌러주어 효과를 한층 더 높일 수 있다.

# 6장

## 어떤 **정형외과**에 갈까?

# 무릎통이 있는 사람의 96%는 자신의 무릎으로 걷고 있다

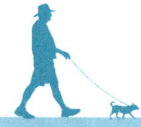

무릎 통증이 좀처럼 개선되지 않을 때는 정형외과를 방문해 진료를 받는 것이 좋다.

단, 느닷없이 수술을 권하는 정형외과는 주의해야 한다. 왜냐하면 지금까지 설명해온 대로 무릎통 치료의 기본은 '근력 트레이닝'이나 '스트레칭'이기 때문이다.

통증이 심한 사람은 히알루론산 관절내 주사를 맞으면서 근력 트레이닝이나 스트레칭을 꾸준히 하면 굳이 수술을 하지 않아도 무릎통을 개선할 수 있다.

그럼에도 불구하고 근력 트레이닝이나 스트레칭도 지도하지 않고 수술부터 한다는 것은 주객이 바뀌었다고밖에 할 수 없다. 그러니 갑자기 '수술하자'고 권하는 의사는 의심하는 것이 좋다.

물론 필자가 수술을 부정하는 것은 아니다.

근력 트레이닝이나 스트레칭을 지속적으로 해도 도저히 무릎 통증이 좋아지지 않고 자신의 다리로는 걷기 어려운 사람에게는 무릎뼈나 연골을 절제하고 타이타늄으로 만든 관절로 바꾸는 '무릎 인공관절수술'을 실시한다.

이 수술을 받으면 무릎 통증이 사라지고 부드럽게 걸을 수 있으며, 심지어 정좌를 할 수 있게 되는 사람도 있다. 필자도 무릎 인공관절로 교체한 뒤에 삶의 질이 향상된 환자들을 많이 알고 있다.

그러나 무릎 인공관절수술을 받기 전에 알아두어야 하는 사실이 있다.

2007년부터 2017년까지 11년간 일본에서 실시한 무릎 인공관절수술은 약 70만 건으로, 그 이전에는 연간 4만 건 정도밖에 되지 않았다. 현재 무릎 인공관절로 교체한 사람은 약 106만 명으로 추정된다.

한편 일본의 변형성 무릎관절증 환자는 약 2,500만 명으로 추산된다. 따라서 무릎 인공관절수술을 받은 사람은 변형성 무릎관절증 환자 중 4.2%에 불과하다.

다시 말해, 나머지 95.8%의 사람은 무릎통이 있어도 자신의 무릎으로 걷고 있는 것이다.

하물며 수술에는 위험이 뒤따른다. 수술한 부위가 감염증을 일으키면 재수술을 해야 한다.

또한 무릎 인공관절의 수명은 15~20년으로, 문제가 생기면 새로운 것으로 교체하는 수술을 해야 한다.

그 때문에, 보통 60세 미만의 사람에게는 무릎 인공관절수술을 권장하지 않는다.

게다가 예전처럼 걷고 구부릴 수 있는 무릎을 만들기 위해서는 수술 후 일정 기간 재활치료를 위해 통원할 필요가 있다. 수술을 받는다고 해서 곧바로 통증이 사라지고 자유롭게 걸으며 정좌를 할 수 있는 무릎이 되는 것은 아니다.

자신의 무릎보다 더 성능이 좋은 무릎은 없다. 따라서 무릎 인공관절수술은 쉽게 받아들이면 안 된다. 무엇보다 자신의 무릎을 평생 사용할 수 있도록 소중히 관리하는 것이 중요하다.

# 고액 의료가 꼭 필요할까?

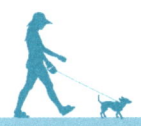

    필자가 무릎 수술을 쉽게 받아들여서는 안 된다고 말하는 데에는 다른 이유도 있다. 그것은 필요 이상으로 수술을 하고 싶어 하는 병원이 있기 때문이다.

    한국과 마찬가지로 일본은 다행히 건강보험제도가 충실하여 70세 미만은 30%, 70세부터 75세 미만은 20%, 75세 이상은 10%의 자기부담으로 보험이 적용되는 의료를 받을 수 있다.

    또한 '고액요양비제도'라는 것이 있는데, 의료기관이나 약국에 1개월간 지불한 의료비가 상한액(약 9만 엔)을 넘는 경우에 그 이상으로 지불한 의료비를 나중에 돌려받는 매우 좋은 제도이다.

이 같은 제도가 없다면 몇 십만, 몇 백만 엔이나 하는 고액 의료는 부자밖에 받을 수 없다. 어떤 사람이든 평등하게 질 높은 의료를 받을 수 있도록 하기 위해서라도 고액요양비제도는 반드시 필요하다.

다만, 이 제도를 악용해 고액 의료를 필요 이상으로 시술하려는 병원도 분명 존재한다. 왜냐하면 돈이 없는 사람에게 고액 의료를 실시해도 이 제도를 이용하면 병원은 수입을 확보할 수 있기 때문이다.

'그런 돈벌이에 급급한 병원은 극히 일부다. 특히 공립병원의 의사는 개인의 수입과 무관하니 억지로 고액 의료를 권할 리가 없다.'

이렇게 생각하는 사람도 있을 것이다. 그러나 현재 국립대학 부속병원조차도 독립채산으로 '독립행정법인'이 되었기 때문에 국공립병원에서도 수익을 무시할 수 없게 되었다.

그 때문에 무릎 통증에 관해서도 입원 시설이 있는 큰 병원의 정형외과 치료는 아무래도 고액 검사나 수술이 중심이 된다.

예를 들어, 예전 같으면 X선 사진을 찍고 습포만을 처방했던 환자에게도 '혹시 모르니 MRI 촬영을 해보자'고 권하기도 한다.

여러분은 MRI 촬영에 얼마의 비용이 드는지 알고 있는가? 1회 촬영으로 대략 2만 엔 이상이 든다. 건강보험의 자기부담 비율이 30%일 경우, 이 검사를 위해 환자가 창구에 지불하는 돈은 6,000엔 정도이다.

그러나 실제로는 급료나 수입에서 공제되는 건강보험료에서도 1만 8,200엔 정도가 병원에 지불된다. 2만 엔이 넘는 돈이 전부 국민의 주머니에서 나오고 있는 것이다.

# 50세가 넘으면 **절반 이상** 반월판이 깨져 있다

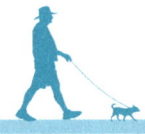

무릎을 MRI로 찍으면 대다수 사람이 '반월판이 깨졌다'는 말을 듣는다. 1장 첫머리에서도 설명했듯이 반월판이 깨지는 것은 나이가 원인이며, 50세가 넘으면 절반 이상의 사람의 반월판은 깨져 있다.

즉, 50세가 넘은 사람이 MRI를 찍고 '반월판이 깨졌다'는 말을 들었다고 해도 그것은 '얼굴에 주름이 생겼다'는 말처럼 당연한 것이다.

그런데 수술을 권하는 의사는 '깨진 반월판이 통증의 원인이다. 관절경을 이용한 간단한 수술이니 하자'고 말한다.

신문이나 TV에서 젊은 프로 야구 선수나 축구 선수가 '반월판이 깨져서 수술했다'는 이야기를 듣고 많은 사람들이 '반월판이 깨지면 수술을 해야 한다'는 선입견을 가진다. 그래서 의사의 설명에 무심코 고개를 끄덕이며 수술을 받게 되는 것이다.

참고로, 반월판을 적출하는 수술을 받을 경우 환자가 지불하는 금액은 7~8만 엔이지만, 국민이 부담하는 돈은 약 17만 엔에 이른다.

그러나 실제로는 깨진 반월판을 적출해도 남아 있는 반월판이 다시 깨지거나 연골이 닳는 속도가 빨라져 통증이 재발하는 일이 많다. 그래서 수술을 신봉하는 의사는 이렇게 말한다.

"관절경으로 봤을 때, 환자분의 무릎은 꽤 손상되어 있습니다. 역시 인공관절로 바꾸는 것이 좋겠습니다."

인공관절은 앞서 말한 고액요양비제도가 적용되기 때문에 창구에 지불하는 돈은 9만 8,000엔 정도에 그치지만, 건강보험에서 병원에 약 190만 엔이나 되는 돈이 지불되고 있는 것이다.

# 의사 사정으로
# **인공관절수술**을 한다고?

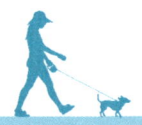

　세계적으로 유명한 정형외과 의사인 남캘리포니아대학의 사르미엔토 전 교수는 논문에서 이렇게 말하고 있다.

　"정형외과 의사에게 수술하는 것은 수술하지 않는 치료법보다 흥미롭고 명성을 얻을 수 있을 뿐만 아니라 금전적으로도 이익이 된다. 그 때문에 정형외과 의사는 수입을 올리기 위해 불필요한 수술을 한다. 그 일례로 인공관절수술은 불과 얼마 전까지 고령자에게만 행해지던 것이었는데, 최근에는 기재(器材)가 발달했다는 이유로 젊은 사람에게까지 수술을 하고 있다."

　미국에서는 1997년 8월에 재정 적자에 대한 우려로 연방 균형예산법이 가결되어 무릎 인공관절수술에 대한 의사의 진료 보수를 낮추었다.

그와 동시에 무릎 인공관절수술의 건수는 1996년에 연간 25만 3,841건에서, 2005년에는 연간 49만 8,169건으로 약 2배가 되었다.

그 이유에 대하여 펜실베이니아대학 정형외과의 번스타인 박사는 이렇게 지적하고 있다.

"의사는 지금까지와 같은 금액의 진료 보수를 받기 위해서 독자적으로 수술의 판단 기준을 낮추고 수술건수를 늘렸을 가능성이 있다."

즉, 미국에서는 돈을 벌기 위해 신중하게 수술을 고려해야 할 젊은 사람들에게까지 인공관절수술을 수행하여 수술건수가 증가했을 가능성이 있다는 것이다.

환자의 무릎이 어떤 상태가 되면 인공관절로 교체해야 할까? 이에 대하여 국제적으로 통일된 기준은 존재하지 않는다. 저마다 의사의 재량권(치료를 결정하는 권한)에 근거하여 수술하는 시기를 독자적으로 결정하고 환자에게 권하고 있는 실정이다.

그리고 이 같은 일이 벌어지고 있는 것은 미국뿐만이 아니다. **환자를 위해서가 아니라 의사 자신의 사정으로 수술을 하려는 정형외과 의사가 일본에도 적지 않다.**

따라서 정형외과 의사에게서 '지금 인공관절로 바꾸지 않으면 앞으로 누워 지내게 된다'는 말을 들었다고 해도 곧이곧대로 듣지 말고 반드시 다른 정형외과 의사를 찾아가 '세컨드 오피니언(다른 의사의 의견)'을 듣도록 하자.

다른 의사의 의견을 듣고 싶을 때는 현재 주치의에게 X선이나 MRI 등의 영상진단 데이터를 받고 의견을 듣고자 하는 의사에게 가져갈 소개장(진단정보제공서)을 써달라고 부탁한다. 그렇게 하면 쓸데없는 검사를 받지 않고 원활하게 세컨드 오피니언을 들을 수 있다.

세컨드 오피니언을 요청할 의사로는 가능한 한 수술하지 않고 고치는 치료(보존적 치료)를 중시하는 정형외과 의사를 선택한다. **여러 정형외과 의사의 의견을 듣고 정말로 수술이 필요한지 곰곰이 생각하고 나서 최종적인 결단을 내린다.**

## 의료비 증가는 의료의 고도화 탓

일본의 국민의료비는 꾸준히 증가하여 2014년에 드디어 40조 엔을 돌파했다.

이대로 가다가는 머지않아 의료 재정이 붕괴되어 건강보험제도를 유지할 수 없게 될 것으로 우려되고 있다. 결국 가까운 미래에 돈 많은 사람만이 고도의 의료를 받게 될 가능성이 있는 것이다.

이처럼 의료비가 증대된 최대 요인으로 세간에서 이야기되고 있는 것이 사회의 고령화이다. 병원에 갈 일이 많은 고령자가 증가했기 때문에 의료비도 더 들게 되었다는 것이다.

고령화가 의료비 증대의 한 가지 요인인 것은 분명하다. 그러나 사실 그것보다 더 큰 요인이 있다.

재무성의 발표에 의하면, 2008년부터 2015년까지 의료비가 증가한 최대 요인은 '의료의 고도화'였다.

이 8년간의 전년대비 누적은 고령화에 의한 상승이 9.7%였던 것에 비하여 의료의 고도화는 12.7%로 고령화의 약 1.3배에 달했다.

의료비의 증대는 고령자가 증가했기 때문이라기보다 새롭고 고가의 비용이 드는 치료가 많아졌기 때문인 것이다.

새롭고 값비싼 치료에 의해 도움을 받는 환자도 있을 것이다.

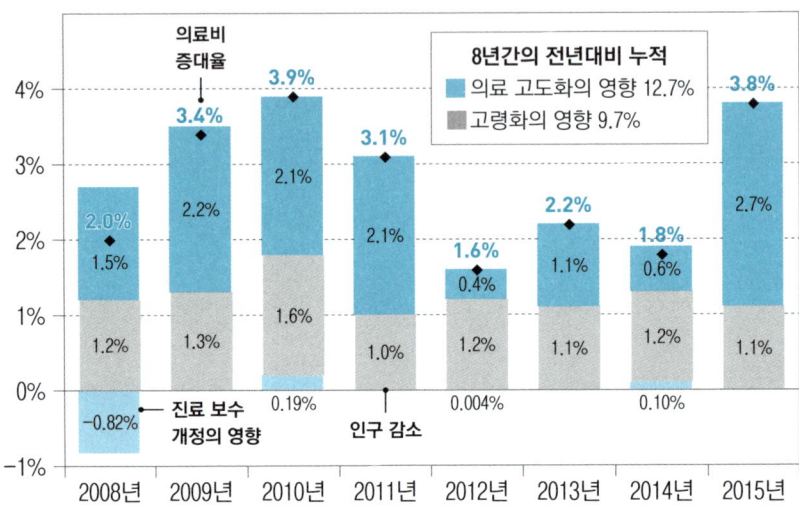

그러나 고가의 치료가 반드시 효과 높은 치료라고는 단언할 수 없다. 많은 비용을 들이지 않아도 놀라운 효과를 발휘하는 치료도 있다.

건강보험은 돈 없는 사람도 평등하게 의료 서비스를 받을 수 있는 매우 뛰어난 제도이다. 이것을 유지하기 위해서라도, 의사는 단지 새롭다는 이유만으로 손쉽게 고가의 치료를 행해서는 안 된다.

# 효과 없는 **물리치료**는 의료비 낭비

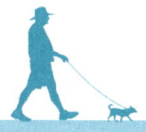

　큰 병원뿐 아니라 정형외과 클리닉(침상 19개 이하의 진료소)에도 문제 있는 곳이 많다.

　고령의 환자 중에는 전기, 광선, 온열, 냉수, 견인, 마사지 등으로 통증을 해소하는 '물리치료'를 받기 위해 매일 정형외과 병원을 오가는 사람이 있다.

　그런 병원의 대기실은 이미 고령자들의 '사교의 장'이 되어 버렸다.

　이런 우스갯소리가 있다. 매일 다니던 병원의 대기실에 A씨의 모습이 보이지 않는다. 어느 단골 환자가 "매일 오던 A씨가 오늘은 어째 보이지 않네요."라며 걱정한다. 그러자 다른 환자가 말한다. "아파서 병원에 간 게 아닐까요?" 바로 여기가 병원인데 말이다.

그러나 이런 현상은 우스갯소리로 치부할 수 없는 측면도 있다. 매일 통원하고 있다면 그것은 그 치료법으로는 아무리 시간이 지나도 증상이 개선되지 않는다는 증거가 되기 때문이다.

**나아질 기미가 보이지 않는 치료를 막연히 계속 이어가는 것은 의료비 낭비일 뿐이다.**

확실히, 어깨를 따뜻하게 해주거나 목을 견인하거나 허리를 기기로 주물러주면 기분이 좋다.

그러나 기분이 좋은 것은 그때뿐이며, 관절 통증이 개선된다는 과학적인 근거는 없다. 하물며 이러한 시술은 관절 통증의 근본적인 치료법이 될 수 없다.

지금까지 설명한 대로 무릎을 지탱하는 근육을 단련하고(2장), 식사에도 주의하면서(3장), 근육의 유연성을 유지하는 스트레칭을 하면(4장) 대개의 무릎통은 개선된다. 그리고 이들 치료법은 임상시험에서 효과가 증명되고 있다.

정말로 관절 통증을 개선하려고 마음먹었다면 근력 트레

이닝이나 스트레칭을 집에서 실시하는 등 스스로 노력하는 것이 중요하다.

따라서 **정형외과 병원을 선택할 때는 집에서 할 수 있는 근력 트레이닝이나 스트레칭을 자세히 지도해주고 매일 꾸준히 하도록 격려해주는 의사나 간호사, 물리치료사가 있는 시설을 선택하자.**

# 통증의 악순환을 끊는 히알루론산 주사와 스테로이드 주사

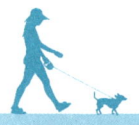

　무릎통 완화에는 근력 트레이닝이나 스트레칭에 더하여 히알루론산 주사가 유효하다.

　관절의 윤활유인 관절액은 젊은 시절에는 끈적끈적하지만, 나이가 들수록 점도가 낮아진다. 그 때문에 관절 움직임이 매끄럽지 않게 된다.

　연골 성분인 히알루론산에는 관절의 움직임을 매끄럽게 하는 작용이 있다. 단, 건강보조식품으로 섭취해도 위나 장에서 분해되기 때문에 그 성분 그대로 무릎에 도달하지는 않는다(3장).

　그러나 주사라면 그 성분 그대로 무릎에 집어넣을 수 있다. 주사한 히알루론산은 관절의 움직임을 부드럽게 개선해 줄 뿐 아니라 염증을 억제하는 효과도 있어서 무릎통 완화에 도움이 된다.

무릎 통증이 생기면 대부분의 사람들은 다음과 같은 악순환에 빠지기 쉽다.

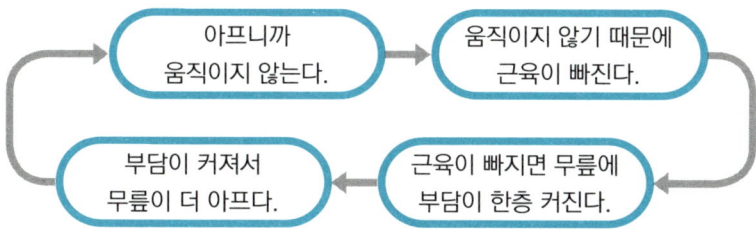

히알루론산 주사는 이 악순환의 고리를 끊어주는 역할을 한다. 통증이 가라앉은 동안에 근력 트레이닝이나 스트레칭을 한다. 그러면 악순환에서 벗어날 수 있다.

거기에 더하여, 필자는 통증이 심할 때는 스테로이드 주사를 3개월에 1회 정도 무릎 주변 근육에 맞도록 한다. '스테로이드'라는 말을 들으면, 부작용이 가장 심한 약이라는 이미지를 가지는 사람도 있다. 그런데 그것은 먹는 스테로이드 약으로, 국소주사로 맞는 스테로이드 약은 온몸에 퍼지는 것이 아니기 때문에 부작용이 거의 없다.

필자는 히알루론산 주사를 맞아도 증상이 개선되지 않는 51명의 변형성 무릎관절증 환자를 대상으로 스테로이드 주사를 어떻게 맞으면 효과를 높일 수 있는지 확인하는 연구를 수행했다.

51명 중 25명은 측부인대에 스테로이드 주사를 주입하고 '측부인대 주사 그룹'으로, 26명은 무릎관절포 안에 스테로이드 주사를 주입하고 '관절내 주사 그룹'으로 나누었다. 각 그룹에 단 한 번만 스테로이드 주사를 주입하고 그 후 4주간은 염증을 완화시키는 약을 투여했다. 그림 6-1

그 결과 리키네 박사의 질문표(1장)의 개선 점수는 측부인대 주사 그룹이 관절내 주사 그룹에 비하여 현저히 높았다.

관절 내에 스테로이드 약을 넣으면 장차 인공관절수술을 할 경우에 잡균이 생기기 쉽다고 한다.

그러나 내측측부인대에 스테로이드 주사를 하는 것이라면 그럴 걱정은 거의 없다.

따라서 히알루론산 주사를 맞아도 무릎 통증이 여전히 심한 경우에는 측부인대에 스테로이드 주사를 맞고 통증이 가라앉은 동안에 근력 트레이닝이나 스트레칭을 한다는 선택지도 있다.

## 그림 6-1 내측측부인대 스테로이드 주사 방법

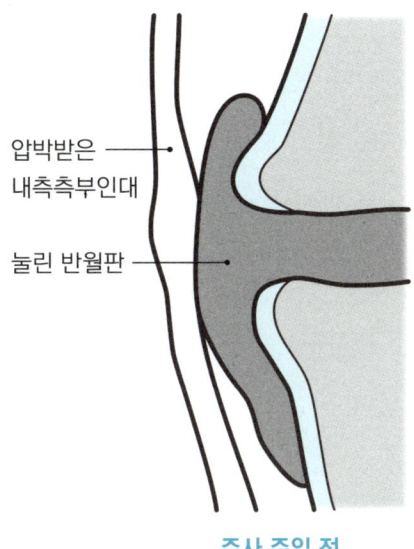

압박받은 내측측부인대

눌린 반월판

**주사 주입 전**

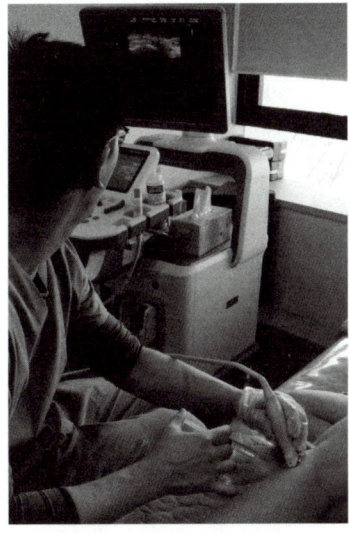

초음파를 보면서 내측측부인대에 주사한다.

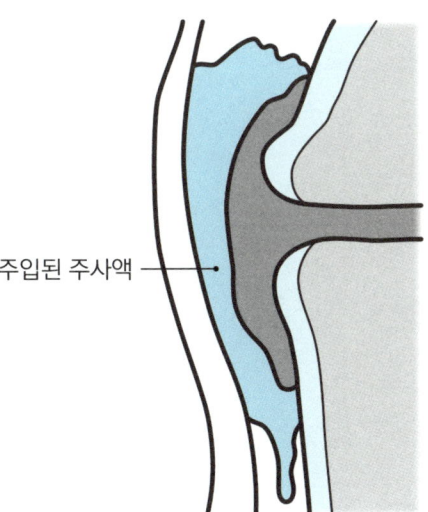

주입된 주사액

**주사 주입 후**

하지만 통증을 멈추기 위해 무턱대고 주사를 맞는 것은 아니다. 통원할 때마다 단순히 통증을 멈추기 위한 주사를 놓는 것이 아니라, '통증의 악순환을 끊는다'는 목적을 가지고서 주사를 놓아주는 정형외과를 추천한다.

# 재생의료에 기대한다

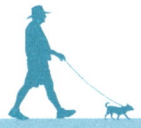

 마지막으로, 최근 몇 년간 정형외과에서 화제가 되고 있는 무릎의 재생의료에 대해서도 설명해둔다.
 재생의료란 그 사람의 세포가 가진 '자가 치유력'을 이끌어내어 나빠진 기능의 회복을 꾀하는 치료법이다.
 그중 하나가 '다혈소판혈장(PRP)'이라는 치료법이다. 출혈이 있을 때 혈액을 응고시키는 역할을 하는 '혈소판'에는 상처를 치유하기 위한 '성장인자'도 들어 있다.
 다혈소판혈장 요법은 환자 자신의 혈액에서 혈소판을 끄집어내어 연구실에서 증가시키고 성장인자가 많이 포함되어 있는 혈소판혈장을 다시 환자의 환부에 주사하는 치료법이다. 정형외과 분야에서는 변형성 무릎관절증을 비롯하여 스포츠외상(인대 손상, 건초염, 근육 파열 등)에 시도되고 있다.

다혈소판혈장을 변형성 무릎관절증 환자 6명의 무릎에 주사한 연구에서는 전혀 아프지 않을 때를 0%, 격렬한 통증이 있을 때를 100%로 하는 경우, 치료 전 평균 69.5%였던 것이 1개월간의 치료를 마친 뒤 평균 12.7%까지 감소했다.

심지어 80% 이상의 환자가 '1개월간의 치료를 마친 뒤 통증의 비율이 절반 이하가 되었다'고 답하고 있다.

다만, 2018년 11월 현재 다혈소판혈장 치료에는 건강보험이 적용되지 않아 치료비는 전액 자신이 부담해야 한다. 의료기관에 따라 다르지만, 1회 시술에 수만 엔에서 십수만 엔이 들고 증상에 따라서 1회~수회 무릎에 맞을 필요가 있다.

필자도 무릎에 통증이 있는 환자 21명에게 다혈소판혈장의 주사를 주입한 결과 17명(81%)이 자각증상이 좋아졌다.

이것이 더 많은 사람을 대상으로 한 임상시험으로 유효성과 안전성이 증명된다면 가까운 미래에 보험 적용이 될지도 모른다.

또 한 가지, 무릎의 재생의료에는 히로시마대학에서 개발

한 그물 형태의 콜라겐을 연골이 없어진 부분에 이식하는 치료법이 있다. 이 치료에는 건강보험이 적용되는데, 다혈소판혈장과 달리 무릎에 직접 주사할 수 없어 관절경을 이용한 수술이 필요하다.

최근에는 상처가 생겼을 뿐인, 연골이 닳기 전의 반월판에 재생의료를 시도하는 실험이 이루어지고 있다. 도쿄의과치과대학에서는 관절을 감싸는 활막에서 만들어진 세포를 이식하는 방법, 오사카대학에서는 콜라겐을 이식하는 방법으로 실시되었고, 모두 동물실험에서는 상처 난 반월판의 재생에 성공했다.

재생의료의 대다수는 자신의 세포를 사용하여 치료하기 때문에 부작용이 적다.

재생의료의 연구가 진행되고 앞으로 진보하면 인공관절로 교체하지 않아도 무릎의 통증이나 기능이 극적으로 개선될 가능성이 있다.

독자 여러분이 100세가 될 무렵에는 이런 치료에 의해 무릎 통증을 예방하고 개선할 수 있는 시대가 되어 있을지도 모른다.

그렇다고 해도, 변형성 무릎관절증의 치료에는 식사, 운동, 체중 감량 등 환자 자신의 노력이 중요하다.

그것을 보조하는 것으로 인솔(족저판)이나 보호대, 히알루론산 주사 등이 있다는 것을 알아두자.

이런 것들을 잘 이용하면 수술을 받지 않아도 100세까지 자신의 힘으로 걸을 수 있는 무릎을 만드는 것이 얼마든지 가능하다. 여러분도 희망을 가지고 꾸준히 다리를 단련하길 바란다. 여러분의 노력이 결실을 맺기를 기원한다.

# 6장
### 요점정리

1. 무릎 통증 때문에 무릎 인공관절수술을 받은 사람은 4.2%에 불과하다.

2. 큰 병원의 정형외과는 경영상의 이유로 수술을 권하는 경우가 있으므로, 우선은 정형외과 클리닉에 가서 진료를 받아보자.

3. 인공관절로 교체하는 시기나 기준은 의사마다 다르기 때문에, 수술을 권유받았다면 반드시 다른 의사의 의견도 들어봐야 한다.

4. 물리치료를 받으러 매일 병원을 다니는 것은 의료비를 낭비하는 것이다. 근력 트레이닝이나 스트레칭을 세심하게 지도해주는 클리닉을 선택하자.

5. 자신의 세포를 사용하여 치료하며 부작용이 적은 재생의료가 발전하면 무릎 통증은 예방, 개선할 수 있다.

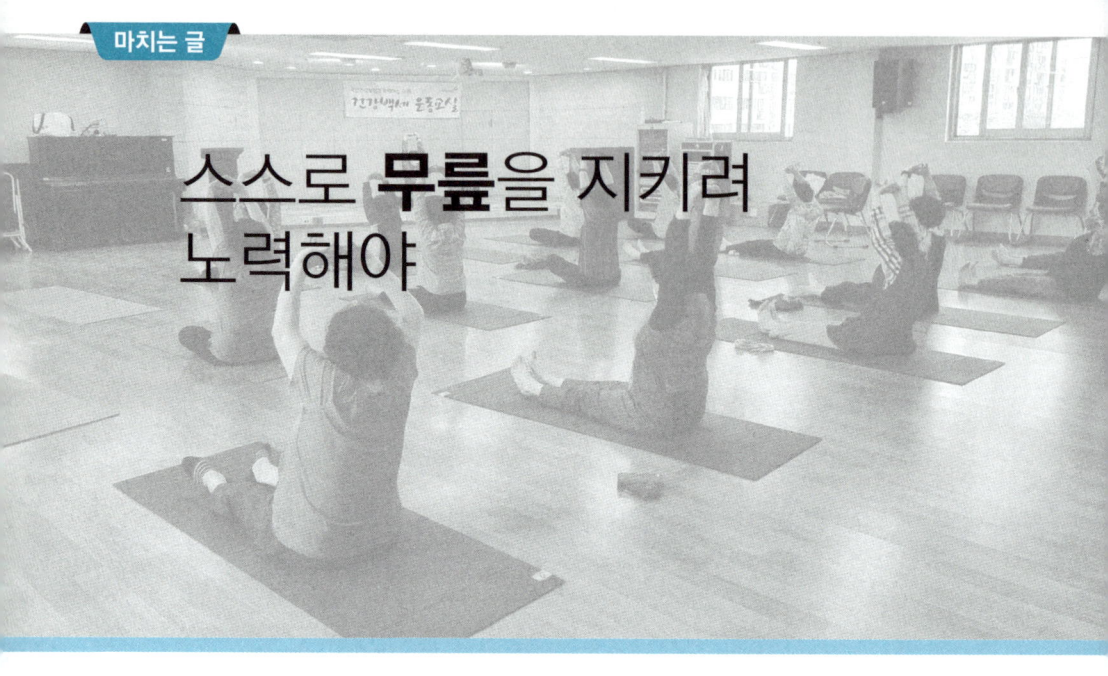

마치는 글

# 스스로 **무릎**을 지키려 노력해야

'인생 백세시대가 되었다. 중장년층이 가장 우려하는 것 중 하나가 '걷는' 것이다. 100세가 되어도 자신의 다리로 건강하게 걷기 위해서는 무릎을 어떻게 셀프케어하는 것이 좋을까? 그런 주제로 책을 써주었으면 한다.'

출판사로부터 이런 제안을 받았을 때 필자는 매우 기뻤다.

왜냐하면 '의료나 돌봄에 의지하지 않고 가능한 한 오래도록 건강하게 생활하고 싶은' 사람들의 바람에 응하기 위해 '무릎의 셀프케어' 방법을 알려주는 것이야말로 필자의 사명이라고 늘 생각해왔기 때문이다.

필자가 수술을 하지 않고 치료하는 정형외과 의사를 목표로 하게 된 데에는 고교 시절에 가정교사였던 후쿠다 레이코(福田麗子) 선생님의 영향이 크다.

당시 40대였던 그녀는 중증의 관절 류머티즘으로 무릎 통증이 심했는데, 병원에 가면 '당장 수술하는 게 좋다'는 말을 들었지만 그녀는 자신의 무릎에 메스를 대고 싶지 않다고 이야기했다.

그런 그녀가 통증을 참으며 계단을 내려갈 때, 필자는 그녀에게 어깨를 빌려주면서 "의사가 되어 선생님의 무릎을 수술 없이 고쳐드릴게요."라고 말했다.

후쿠다 선생님처럼 무릎에 통증이 있는 사람들은 대부분 '수술은 받고 싶지 않다'고 생각한다. 그러나 그런 일반인들의 바람에도 불구하고 정형외과 의사의 학술 발표는 거의 수술에 관한 것이다.

그것을 들을 때마다 필자는 후쿠다 선생님의 말이 떠올라 '환자가 정말 수술을 원할까?'라는 의문이 들었다.

후쿠다 선생님의 바람을 이루어주기 위해서 필자는 20년 전 오사카부 스이타시에 진료소를 개원한 이후로 무릎 통증을 위한 운동요법이나 장구요법(裝具療法), 주사요법 등 '수술하지 않는 치료법'에 대한 연구를 이어왔다.

이 책은 현시점에서 그 연구의 집대성이라고 할 수 있다. 실제로 필자의 치료나 지도를 받고 무릎을 셀프케어한 결과 무릎 통증이 개선되어 고통 없이 걸을 수 있게 되었다고 말하는 환자가 많다.

6장에서 소개한 바와 같이, 최근에 와서야 겨우 수술을 하지 않고 '자가 치유력'을 이끌어내려는 재생의료가 정형외과학회에서도 각광을 받게 되었다. 그 자체는 환영할 만한 일이다.

그러나 재생의료는 고가의 비용이 든다. 폭음, 폭식이나 운동 부족으로 비만이 되고, 그것이 원인으로 무릎이 손상된 사람의 재생의료까지 건강보험이 적용되면 일본의 의료 재정은 더욱 심각한 파탄에 이르게 될 것이다.

'자가 치유력'을 이끌어내기 위해서는 고가의 재생의료를 받기 전에 스스로 자신의 근육을 단련하고 스트레칭을 하며 식사에 주의를 기울이는 노력이 우선되어야 한다.

그런 메시지를 전하고자 이 책을 집필했다. 앞으로도 무릎의 셀프케어가 얼마나 중요한지 계속 강조하고 싶다.

마지막까지 읽어주신 독자 여러분께 감사를 전한다.

저자 **토다 요시타카**

## 참 고 문 헌

관절라이프, http://www.jinko-kansetsu.com/knee/replacement.html

구와하라 쇼코 외, 〈일본골조발증학회잡지〉 3, 2017

기무라 요시유키 외, 〈만성동통〉 36, 2017

나카사 도모유키 외, 〈최신의학, 별책 변형성 관절증〉, 2017

다나카 기요지 외, 〈어디서도 할 수 있다! 혼자서 할 수 있다! 어른의 체력측정〉, 메디컬 트리비움, 2014

다니모토 미치야, 〈이학요법교토〉 43, 2014

다카마츠 게이조, 〈구루메 의학회잡지〉 74, 2011

마츠무라 요시나리, 〈신발의 의학〉 18, 2005

마츠하라 가즈노리 외, 〈지역케어링〉 20, 2018

모리자네 이치미 외, 〈일임정지〉 35, 2010

무네타 타케시, 〈무릎통 안다 치료한다 고친다〉, 메디칼뷰사, 2007

무라타 신 외, 〈이학요법학〉 32, 2005

미타니 야스히로, 〈이학요법과학〉 27, 2012

사와노 야스유키 외, 〈이학요법〉 26, 2009

사이다 나호코 외, 〈일본간호학회 논문집〉 40, 2010

세키야 이치로, 〈최신의학, 별책 변형성 관절증〉, 2017

오카 마사노리 외, 〈일본임상 바이오메커닉스학회지〉 24, 2003

와타라이 코지, 〈Mod Rheumatol〉 30, 2010

요시다 다카노리 외, 〈이학요법과학〉 31, 2016

요시오카 도모카즈 외, 〈별책 정형외과〉 67, 2015

요코이 히로유키 외, 〈바이오머터리얼-생체재료〉 36, 2018

우치다 마사키 외, 〈이학요법과학〉 29, 2014

유 가이호 외, 〈바이오메커니즘학회지〉 37, 2013

이토 마사아키 외, 〈별책 정형외과〉 42, 2002

일본경제신문, 〈2017년 3월 9일 조간〉

일본경제신문, 〈2018년 9월 15일 조간〉

재무성 홈페이지, https://www.mof.go.jp/about_mof/councils/fiscal_system_council/sub-of_fiscal_system/proceedings/material/zaiseia291004/02.pdf

토다 요시타카 외, 〈일관외지〉 22, 2003

토다 요시타카 외, 〈임정외〉 48, 2013

토다 요시타카 외, 〈정형·재해외과〉 57, 2014

토다 요시타카 외, 〈정형·재해외과〉 59, 2016

토다 요시타카, 〈일관병지〉 30, 2011

토다 요시타카, 〈일본의사신보〉 4879호, 2017

토다 요시타카, 〈임상정형외과〉 48, 2013

토다 요시타카, 〈임상정형외과〉 53, 2018

토다 요시타카, 〈정형·재해외과〉 58, 2015

토다 요시타카, 〈정형·재해외과〉 59, 2016

토다 요시타카, 〈정형·재해외과〉 60, 2017

토다 요시타카, 〈정형·재해외과〉 61, 2018

토다 요시타카, 〈정형외과〉 63, 2012

토다 요시타카, 〈정형외과〉 68, 2017

토다 요시타카, 〈정형외과〉 69, 2018

하라다 리에 외, 〈일본영양·식량학회지〉 55, 2002

후지이 리카 외, 〈의지장구자립지〉 4, 2014

후쿠나가 아키, 〈이학요법 후쿠오카〉 20, 2007

Akune T, et al., 〈Osteoporos Int〉 25, 2014

Bernstein J, et al., 〈Orthopedics〉 35, 2012

Chapman GJ, et al., 〈Osteoarthritis Cartilage〉 23, 2015

Clegg DO, et al., 〈N Engl J Med〉 354, 2006

Felson DT, et al., 〈Ann Intern Med〉 109, 1988

Fiatarone et al., 〈JAMA〉 263, 1990

Funato K, et al., 〈J Gravit Physiol〉 4, 1997

Gribble PA, et al., 〈J Athl Train〉 47, 2012

Lequesne MG, et al., 〈Scand J Rheumatol〉 65, 1987

Mizushima, N. et al., 〈Nature〉 451(71821), 2008

Muscariello E, et al., 〈Clin Interv Aging〉 11, 2016

NHK, 〈NHK스페셜 「NEXT WORLD 우리의 미래」〉, 2015년 1월 4일 방송

Oka H, et al., 〈J Orthop Sci〉 14, 2009

Papavasiliou AV, 〈J Bone Joint Surg Br〉 88, 2006

Pavelka K, et al., 〈Arch Intern Med〉 162, 2002

Pua YH, et al., 〈Arthritis Care Res〉 63, 2011

Reginster JY, et al., 〈Lancet〉 357, 2001

Runhaar J, et al., 〈Ann Rheum Dis〉 76, 2017

Sarmiento A, 〈J Orthop Sci〉 5, 2000

Sled EA, et al., 〈Phys Ther〉 90, 2010

Stehling C, et al., 〈Osteoarthritis Cartilage〉 18, 2010

Theodosakis J, 〈The arthritis cure〉, Affinity communication corporation, 1997

Toda Y, 〈J Rheumatol〉 28, 2001

Toda Y, 〈Osteoarthritis Cartilage〉 13, 2005

Toda Y, et al., 〈J Rheumatol〉 27, 2000

Toda Y, et al., 〈Mod Rheumatol〉 13, 2003

van Baar et al., 〈J Rheumatol〉 25, 1998

Yoshimura N, et al., 〈J Bone Miner Metab〉 27, 2009

Zang W, 〈Osteoarthritis Cartilage〉 16, 2008